Arne Herold

Diabetes Typ 2 Lebensmittel Liste

Vorwort

Dieses Buch bietet eine umfassende Übersicht über verschiedene Lebensmittel und ihre Auswirkungen auf den Blutzuckerspiegel, speziell ausgerichtet auf Menschen mit Typ-2-Diabetes. Es enthält detaillierte Informationen über den glykämischen Index (GI) und die glykämische Last (GL) verschiedener Nahrungsmittel sowie ihre Nährstoffprofile, einschließlich Kohlenhydratgehalt, Ballaststoffen, Proteinen und Fetten. Der Fokus liegt darauf, wie diese Nährstoffe zusammenwirken, um den Blutzuckerspiegel zu regulieren und eine ausgewogene, gesunde Ernährung zu unterstützen.

Das Ziel dieses Buches ist es, Menschen mit Typ-2-Diabetes eine hilfreiche und leicht verständliche Ressource zu bieten, die ihnen dabei hilft, bewusste und gesunde Entscheidungen über ihre Ernährung zu treffen. Die Auswahl an Lebensmitteln wurde sorgfältig getroffen, um eine Vielfalt an gesunden, nahrhaften Optionen anzubieten, die den Blutzuckerspiegel stabil halten und gleichzeitig Genuss und Geschmack nicht vernachlässigen.

Es ist wichtig zu betonen, dass jeder Körper anders auf Lebensmittel reagiert und die in diesem Buch dargestellten Informationen allgemeine Richtlinien bieten. Eine individuelle Ernährungsberatung mit einem Arzt oder Ernährungsberater bleibt unverzichtbar, um persönliche gesundheitliche Ziele und Ernährungsbedürfnisse optimal zu erfüllen.

Ich hoffe, dass Sie viel Freude mit diesem Buch haben werden.

Die Zufriedenheit meiner Leser liegt mir besonders am Herzen, und ich würde mich sehr darüber freuen, wenn Sie mir Ihr Feedback zum Buch zukommen lassen könnten.

Ich möchte Sie bitten, sich einen Moment Zeit zu nehmen, um eine Kundenrezension auf Amazon zu verfassen. Auf diese Weise unterstützen Sie andere Leser dabei, Kaufentscheidungen zu treffen und tragen dazu bei, mein Angebot stetig zu verbessern.

Vielen Dank!

Arne Herold

Inhalt

Äpfel

Glykämischer Index (GI): 39 (niedrig)

Kohlenhydratgehalt: 14 g pro 100 g

Ballaststoffgehalt: 2,4 g pro 100 g

Protein: 0,3 g pro 100 g

Fettgehalt: 0,2 g pro 100 g

Portionsgröße: 1 mittelgroßer Apfel (ca. 182 g)

Glykämische Last (GL): Niedrig

Besondere Vorteile: Äpfel sind reich an Ballaststoffen, insbesondere Pektin, das die Blutzuckerkontrolle unterstützt. Sie bieten eine Vielzahl von Vitaminen wie Vitamin C und eine gute Menge an Antioxidantien, die oxidative Schäden reduzieren können. Der Verzehr von Äpfeln kann zudem dazu beitragen, das Herz-Kreislauf-System zu schützen und die Gesamtgesundheit zu fördern.

Empfohlene Zubereitungsarten: Äpfel können roh gegessen, in Salate geschnitten, zu Apfelmus verarbeitet, gebacken, oder als Zutat in verschiedenen gesunden Rezepten verwendet werden.

Acai-Beeren

Glykämischer Index (GI): 12 (niedrig)

Kohlenhydratgehalt: 4 g pro 100 g

Ballaststoffgehalt: 2 g pro 100 g

Protein: 2 g pro 100 g

Fettgehalt: 5 g pro 100 g

Portionsgröße: 1/2 Tasse gefroren oder püriert (ca. 100 g)

Glykämische Last (GL): Sehr niedrig

Besondere Vorteile: Acai-Beeren sind reich an Antioxidantien, insbesondere Anthocyane, die entzündungshemmende Eigenschaften haben und zur Herzgesundheit beitragen können. Sie bieten eine gute Quelle für gesunde Fette wie Omega-6 und Omega-9 und enthalten wichtige Mikronährstoffe wie Vitamin A, Kalzium und Eisen.

Empfohlene Zubereitungsarten: Acai-Beeren können als gefrorene Früchte, Püree oder Pulver verwendet werden. Sie eignen sich hervorragend für Smoothie-Bowls, Joghurt-Mischungen oder als Zutat in Müslis und Desserts.

Acerola

Glykämischer Index (GI): Niedrig

Kohlenhydratgehalt: 8 g pro 100 g

Ballaststoffgehalt: 1,1 g pro 100 g

Protein: 0,4 g pro 100 g

Fettgehalt: 0,3 g pro 100 g

Portionsgröße: 1 Tasse (ca. 100 g)

Glykämische Last (GL): Sehr niedrig

Besondere Vorteile: Acerola ist besonders reich an Vitamin C, was das Immunsystem stärkt und antioxidative Eigenschaften besitzt. Sie enthält zudem Vitamin A und verschiedene B-Vitamine. Die in der Acerola enthaltenen Antioxidantien können Entzündungen reduzieren und zur allgemeinen Gesundheit beitragen. Darüber hinaus ist sie kalorienarm und bietet Ballaststoffe, die sich positiv auf die Verdauung auswirken können.

Empfohlene Zubereitungsarten: Frisch als Ergänzung zu Smoothies oder Säften, in Salaten oder als natürliche Süße in Desserts und Joghurt. Acerola kann auch als Pulverform in verschiedenen Rezepten verwendet werden, um den Vitamin-C-Gehalt zu erhöhen.

Alfalfa-Sprossen

Glykämischer Index (GI): Unbekannt, jedoch sehr niedrig aufgrund des minimalen Kohlenhydratgehalts

Kohlenhydratgehalt: 2,1 g pro 100 g

Ballaststoffgehalt: 1,9 g pro 100 g

Protein: 3,9 g pro 100 g

Fettgehalt: 0,2 g pro 100 g

Portionsgröße: Eine Handvoll (ca. 30 g)

Glykämische Last (GL): Sehr niedrig

Besondere Vorteile: Alfalfa-Sprossen sind eine ausgezeichnete Quelle für Vitamine wie Vitamin K, Vitamin C und Vitamin A. Sie enthalten auch eine Vielzahl von

Mineralstoffen, einschließlich Kalzium, Magnesium und Eisen. Ihre Nährstoffdichte macht sie zu einem hervorragenden Lebensmittel für Diabetiker, da sie helfen können, den Blutzuckerspiegel stabil zu halten. Darüber hinaus sind Alfalfa-Sprossen reich an Antioxidantien und enthalten pflanzliche Stoffe, die entzündungshemmende Eigenschaften haben könnten.

Empfohlene Zubereitungsarten: Alfalfa-Sprossen können roh in Salaten, Sandwiches oder Wraps verwendet werden. Sie sind auch eine beliebte Zutat für Smoothies oder können als Garnierung auf Suppen und anderen Gerichten dienen. Es ist wichtig, Alfalfa-Sprossen gründlich zu waschen, um mögliche Verunreinigungen zu vermeiden.

Amaranth

Glykämischer Index (GI): 35–50 (niedrig bis mittel)

Kohlenhydratgehalt: 19 g pro 100 g

Ballaststoffgehalt: 6 g pro 100 g

Protein: 9 g pro 100 g

Fettgehalt: 1,8 g pro 100 g

Portionsgröße: 1 Tasse gekocht (ca. 246 g)

Glykämische Last (GL): Niedrig bis mittel

Besondere Vorteile:

Amaranth ist eine ausgezeichnete Quelle für pflanzliches Protein und enthält alle neun essentiellen Aminosäuren, was es zu einer vollständigen Proteinquelle macht.

Es ist reich an Ballaststoffen, die die Verdauungsgesundheit fördern und das Sättigungsgefühl erhöhen können.

Amaranth enthält wichtige Mikronährstoffe wie Magnesium, Eisen, Kalzium und Phosphor, die wichtig für die Knochengesundheit und andere körperliche Funktionen sind.

Es ist auch reich an Antioxidantien, die helfen können, Zellschäden durch freie Radikale zu reduzieren und Entzündungen zu bekämpfen.

Empfohlene Zubereitungsarten:

- Gekocht und als Beilage zu Hauptgerichten.
- In Salaten als Topping für zusätzlichen Crunch und Nährstoffe.
- Als Zutat in Backwaren wie Brot und Muffins für zusätzlichen Nährstoffgehalt.
- Porridge-ähnlich als nahrhaftes Frühstück, oft gekocht und mit Milch oder pflanzlicher Milch sowie Früchten und Nüssen serviert.

Amaranth ist eine vielseitige und nährstoffreiche Wahl, die den Bedürfnissen von Diabetikern entgegenkommt und gleichzeitig viele gesundheitliche Vorteile bietet.

Ananas

Glykämischer Index (GI): 66 (mittel)

Kohlenhydratgehalt: 13 g pro 100 g

Ballaststoffgehalt: 1,4 g pro 100 g

Protein: 0,5 g pro 100 g

Fettgehalt: 0,1 g pro 100 g

Portionsgröße: 1 Tasse (ca. 165 g)

Glykämische Last (GL): Mittel

Besondere Vorteile: Ananas ist reich an Vitamin C, Mangan und enthält das Enzym Bromelain, das entzündungshemmende Eigenschaften hat und die Verdauung fördern kann. Ananas hat auch antioxidative Eigenschaften.

Empfohlene Zubereitungsarten: Frisch als Snack, in Obstsalaten, Smoothies oder als Zutat in herzhaften Gerichten wie Curry und gegrilltem Gemüse. kann auch gegrillt oder gebacken werden.

Hinweis: Aufgrund des höheren GI und Kohlenhydratgehalts sollten Diabetiker die Portionsgröße im Auge behalten und Ananas in Maßen genießen, kombiniert mit protein- und ballaststoffreichen Lebensmitteln, um den Blutzuckerspiegel stabil zu halten.

Anchovis

Glykämischer Index (GI): 0 (nicht anwendbar, da nahezu keine Kohlenhydrate)

Kohlenhydratgehalt: 0 g pro 100 g

Ballaststoffgehalt: 0 g pro 100 g

Protein: 20 g pro 100 g

Fettgehalt: 10 g pro 100 g

Portionsgröße: 1 Dose (ca. 30 g)

Glykämische Last (GL): Nicht anwendbar

Besondere Vorteile: Anchovis sind eine hervorragende Quelle für hochwertiges Protein und reich an Omega-3-Fettsäuren, was gut für die Herzgesundheit ist. Sie enthalten auch nützliche Mikronährstoffe wie Kalzium, Eisen und Vitamin D. Omega-3-Fettsäuren können Entzündungen reduzieren und sind mit einer verbesserten Insulinempfindlichkeit verbunden, was für Diabetiker von Vorteil sein kann.

Empfohlene Zubereitungsarten: Direkt aus der Dose als Snack, in Salaten, auf Pizza oder als Würzmittel in Saucen und Dressings.

Anchovis sind aufgrund ihres hohen Protein- und Omega-3-Fettsäuren-Gehalts sowie ihres niedrigen Kohlenhydratanteils eine gute Wahl für Menschen mit Typ-2-Diabetes.

Apfelbeeren (Aronia)

Glykämischer Index (GI): 25 (niedrig)

Kohlenhydratgehalt: 15 g pro 100 g

Ballaststoffgehalt: 5,3 g pro 100 g

Protein: 1,4 g pro 100 g

Fettgehalt: 0,4 g pro 100 g

Portionsgröße: 1/2 Tasse (ca. 75 g)

Glykämische Last (GL): Sehr niedrig

Besondere Vorteile: Apfelbeeren sind eine ausgezeichnete Quelle für Antioxidantien, besonders Polyphenole und Anthocyane, die oxidativen Stress reduzieren können. Sie enthalten auch hohe Mengen an Vitamin C und Mangan, die zur Stärkung des Immunsystems und der Knochengesundheit beitragen. Darüber hinaus können sie entzündungshemmende Eigenschaften haben und die Herzgesundheit unterstützen.

Empfohlene Zubereitungsarten: Apfelbeeren können frisch oder getrocknet verzehrt werden. Sie eignen sich hervorragend für Smoothies, Salate, Joghurt, Müsliriegel oder als Zugabe zu Backwaren. Auch als Saft oder Konfitüre sind sie beliebt.

Apfelbeeren bieten eine Vielzahl von gesundheitlichen Vorteilen, die besonders für Diabetiker Typ 2 von Nutzen sein können. Ihre niedrige glykämische Last hilft, den Blutzuckerspiegel stabil zu halten.

Aprikosen

Glykämischer Index (GI): 34 (niedrig)

Kohlenhydratgehalt: 11,1 g pro 100 g

Ballaststoffgehalt: 2 g pro 100 g

Protein: 0,5 g pro 100 g

Fettgehalt: 0,1 g pro 100 g

Portionsgröße: 4 frische Aprikosen (ca. 70 g)

Glykämische Last (GL): Niedrig

Besondere Vorteile: Aprikosen sind reich an Vitamin C und A, welches wichtig für die Immunfunktion und das Sehvermögen ist. Sie enthalten ebenfalls Antioxidantien wie Beta-Carotin und Flavonoide, die helfen können, Zellschäden zu reduzieren und Entzündungen zu bekämpfen. Zudem sind Aprikosen eine gute Quelle für Ballaststoffe, die die Verdauung unterstützen und zur Stabilisierung des Blutzuckerspiegels beitragen können.

Empfohlene Zubereitungsarten: Frisch als Snack, in Salaten, oder in Joghurt und Müsli. Sie können auch getrocknet oder als Zutat in herzhaften und süßen Gerichten verwendet werden. Bei getrockneten Aprikosen sollte jedoch auf den Zuckergehalt geachtet werden.

Artischocken

Glykämischer Index (GI): 20 (niedrig)

Kohlenhydratgehalt: 11 g pro 100 g

Ballaststoffgehalt: 5,4 g pro 100 g

Protein: 3,3 g pro 100 g

Fettgehalt: 0,2 g pro 100 g

Portionsgröße: 1 mittelgroße Artischocke (ca. 120 g)

Glykämische Last (GL): Sehr niedrig

Besondere Vorteile:

- Fördert die Verdauung und hilft bei der Regulierung des Blutzuckerspiegels.

- Reich an Antioxidantien: Enthält Verbindungen wie Silymarin und Quercetin, die helfen können, Zellschäden durch freie Radikale zu bekämpfen.

- Hoher Gehalt an Vitaminen und Mineralstoffen: Insbesondere reich an Folsäure, Vitamin C, Vitamin K, und Magnesium.

Empfohlene Zubereitungsarten:

- Dämpfen: Bewahrt die meisten Nährstoffe und erhält den natürlichen Geschmack.

- Kochen: Eignet sich gut für die Zubereitung von Artischockenherzen, die in verschiedenen Rezepten verwendet werden können.

- Grillen: Verleiht den Artischocken einen rauchigen, intensiven Geschmack.

Tipp: Artischocken können als Hauptgericht oder als Beilage serviert werden. Die Blätter lassen sich gut in Dips tauchen, und die Herzen können Salaten, Suppen oder Pastagerichten hinzugefügt werden.

Aubergine

Glykämischer Index (GI): 15 (niedrig)

Kohlenhydratgehalt: 6 g pro 100 g

Ballaststoffgehalt: 3 g pro 100 g

Protein: 1 g pro 100 g

Fettgehalt: 0,2 g pro 100 g

Portionsgröße: 1 Tasse gekocht (ca. 100 g)

Glykämische Last (GL): Sehr niedrig

Besondere Vorteile: Auberginen sind reich an Ballaststoffen und Antioxidantien wie Nasunin, einem Anthocyan, der in der Schale enthalten ist und Zellmembranen vor Schäden schützen kann. Sie sind auch eine Quelle für Vitamine wie Vitamin B6 und K sowie Mineralien wie Mangan. Auberginen können helfen, den Blutzuckerspiegel zu kontrollieren und haben entzündungshemmende Eigenschaften.

Empfohlene Zubereitungsarten: Grillen, Backen, Dämpfen oder als Bestandteil von Eintöpfen und Aufläufen.

Verwenden Sie möglichst wenig Öl beim Kochen, da Auberginen dazu neigen, viel Fett aufzusaugen.

Avocado

Glykämischer Index (GI): 15 (niedrig)

Kohlenhydratgehalt: 9 g pro 100 g

Ballaststoffgehalt: 7 g pro 100 g

Protein: 2 g pro 100 g

Fettgehalt: 15 g pro 100 g (meist gesunde einfach ungesättigte Fettsäuren)

Portionsgröße: 1/2 Avocado (ca. 100 g)

Glykämische Last (GL): Sehr niedrig

Besondere Vorteile: Avocado ist reich an gesunden Fetten, insbesondere einfach ungesättigten Fettsäuren, die das Herz-Kreislauf-System unterstützen können. Sie enthält außerdem hohe Mengen an Ballaststoffen, die die Verdauung fördern und den Blutzuckerspiegel stabilisieren können. Avocado bietet zudem eine gute Quelle für Vitamine und Mineralstoffe wie Vitamin K, Vitamin E, Vitamin C, B-Vitamine und Kalium. Antioxidantien in Avocado können helfen, Entzündungen zu reduzieren und die allgemeine Zellgesundheit zu unterstützen.

Empfohlene Zubereitungsarten: Direkt roh verzehren, als Aufstrich (Guacamole), in Salaten, als Zusatz zu Smoothies oder als Topping auf verschiedenen Gerichten. Vermeide die Verwendung von Avocado in stark verarbeiteten

Formen, die zusätzliche ungesunde Fette oder Zucker enthalten könnten.

Avocadoöl

Glykämischer Index (GI): 0 (sehr niedrig, da es keine Kohlenhydrate enthält)

Kohlenhydratgehalt: 0 g pro 100 g

Ballaststoffgehalt: 0 g pro 100 g

Protein: 0 g pro 100 g

Fettgehalt: 100 g pro 100 g

Portionsgröße: 1 Esslöffel (ca. 14 g)

Glykämische Last (GL): Sehr niedrig

Besondere Vorteile:

Avocadoöl ist reich an einfach ungesättigten Fettsäuren, die zur Verbesserung des Herz-Kreislauf-Gesundheit beitragen können. Es enthält auch eine hohe Menge an Vitamin E und antioxidativen Verbindungen wie Lutein, die als entzündungshemmend wirken können.

Empfohlene Zubereitungsarten:

Avocadoöl eignet sich hervorragend zum Braten, Grillen und Backen, da es einen hohen Rauchpunkt hat. Es kann auch roh als Dressing für Salate verwendet werden oder als Zutat in Dips und Saucen.

Bambussprossen

Glykämischer Index (GI): 20 (niedrig)

Kohlenhydratgehalt: 5,2 g pro 100 g

Ballaststoffgehalt: 2,2 g pro 100 g

Protein: 2,6 g pro 100 g

Fettgehalt: 0,3 g pro 100 g

Portionsgröße: 1 Tasse gekocht (ca. 120 g)

Glykämische Last (GL): Sehr niedrig

Besondere Vorteile: Bambussprossen sind kalorienarm und reich an Ballaststoffen, was zu einem stabilen Blutzuckerspiegel beitragen kann. Sie enthalten auch wertvolle Mineralstoffe wie Kalium und Phosphor und sekundäre Pflanzenstoffe, die antioxidative und entzündungshemmende Eigenschaften besitzen.

Empfohlene Zubereitungsarten: Kochen, Dämpfen, in Suppen und Eintöpfen oder als Zutat in Salaten und Pfannengerichten.

Bambussprossen sind eine ausgezeichnete Wahl für Menschen mit Typ-2-Diabetes, da sie zur Blutzuckerkontrolle beitragen und eine Vielzahl von Nährstoffen bieten. Die Zubereitung ist vielfältig und ermöglicht es, ihre ernährungsphysiologischen Vorteile in einer abwechslungsreichen Ernährung zu nutzen.

Banane (in Maßen)

Glykämischer Index (GI): 51 (mittel)

Kohlenhydratgehalt: 22,8 g pro 100 g

Ballaststoffgehalt: 2,6 g pro 100 g

Protein: 1,1 g pro 100 g

Fettgehalt: 0,3 g pro 100 g

Portionsgröße: 1 kleine Banane (ca. 100 g)

Glykämische Last (GL): Mittel

Besondere Vorteile: Bananen sind eine ausgezeichnete Quelle für Kalium, Vitamin C und Vitamin B6. Sie helfen, den Blutdruck zu regulieren und sind gut für das Herz. Bananen enthalten auch kurzkettige Kohlenhydrate, die den Blutzuckerspiegel schnell anheben können, was insbesondere für Diabetiker wichtig ist. Die in Bananen enthaltenen Ballaststoffe, wie z.B. Pektin, helfen, den Blutzuckerspiegel zu regulieren.

Empfohlene Zubereitungsarten: Roh essen, in Smoothies oder als Beilage in Obstsalaten. Aufgrund ihres natürlichen Zuckergehalts sollten Diabetiker jedoch den Konsum von Bananen moderieren und idealerweise zusammen mit ballaststoffreichen oder proteinreichen Lebensmitteln verzehren, um einen starken Anstieg des Blutzuckers zu vermeiden.

Basilikum

Glykämischer Index (GI): Nicht zutreffend (niedrig bis vernachlässigbar)

Kohlenhydratgehalt: 3 g pro 100 g

Ballaststoffgehalt: 1,6 g pro 100 g

Protein: 3,2 g pro 100 g

Fettgehalt: 0,6 g pro 100 g

Portionsgröße: 1 Esslöffel gehackt (ca. 2,5 g)

Glykämische Last (GL): Sehr niedrig

Besondere Vorteile:

- Reich an Vitamin K, Vitamin A und Vitamin C.

- Enthält ätherische Öle wie Eugenol, die entzündungshemmende Eigenschaften haben.

- Hat antibakterielle und antioxidative Eigenschaften, die Zellschäden verringern können.

- Kann die Verdauung fördern und Blähungen reduzieren.

Empfohlene Zubereitungsarten:

- Frisch als Garnitur für Salate, Suppen oder Sandwiches.

- Als Zutat in Pestos oder Dressings.

- Getrocknet oder frisch zum Verfeinern von Pasta, Saucen und anderen Gerichten.

Beerenmischung

Glykämischer Index (GI): 25-40 (je nach Beerenart, meist niedrig)

Kohlenhydratgehalt: 14 g pro 100 g

Ballaststoffgehalt: 5 g pro 100 g

Protein: 1 g pro 100 g

Fettgehalt: 0,3 g pro 100 g

Portionsgröße: 1 Tasse (ca. 150 g)

Glykämische Last (GL): Niedrig

Besondere Vorteile: Beeren sind reich an Ballaststoffen, Vitaminen (insbesondere Vitamin C und K), Mineralstoffen und Antioxidantien. Sie haben entzündungshemmende Eigenschaften und können helfen, den Blutzuckerspiegel zu stabilisieren. Zudem enthalten sie Anthocyane, die die Herzgesundheit fördern.

Empfohlene Zubereitungsarten: Hervorragend in Smoothies, Joghurt, Haferflocken, Salaten oder als Snack. Beeren können auch eingefroren und später verwendet werden, ohne ihre wertvollen Nährstoffe zu verlieren.

Berglinsen

Glykämischer Index (GI): 21 (niedrig)

Kohlenhydratgehalt: 20 g pro 100 g

Ballaststoffgehalt: 8 g pro 100 g

Protein: 9 g pro 100 g

Fettgehalt: 0,5 g pro 100 g

Portionsgröße: 1 Tasse gekocht (ca. 200 g)

Glykämische Last (GL): Niedrig bis mittel, abhängig von der Portionsgröße

Besondere Vorteile: Berglinsen sind reich an Ballaststoffen und pflanzlichem Protein, was sie zu einer hervorragenden Wahl für die Blutzuckerkontrolle macht. Die hohe Ballaststoffzunahme hilft, den Blutzucker stabil zu halten und die Verdauung zu fördern. Darüber hinaus sind sie eine gute Quelle für wichtige Mikronährstoffe wie Eisen, Magnesium und B-Vitamine, die zu einer allgemeinen Gesundheit beitragen.

Empfohlene Zubereitungsarten:

- Kochen und als Beilage servieren

- In Suppen und Eintöpfen verwenden

- Als Basis für Salate oder pflanzliche Burger nutzen

Zusätzlich können Berglinsen in Kombination mit Vollkornprodukten eine vollständige Proteinquelle bilden und eine gesunde sowie nahrhafte Mahlzeit gewährleisten.

Birnen

Glykämischer Index (GI): 38 (niedrig bis mittel)

Kohlenhydratgehalt: 15 g pro 100 g

Ballaststoffgehalt: 3,1 g pro 100 g

Protein: 0,4 g pro 100 g

Fettgehalt: 0,1 g pro 100 g

Portionsgröße: 1 mittelgroße Birne (ca. 178 g)

Glykämische Last (GL): Niedrig bis mittel

Besondere Vorteile: Birnen sind reich an Ballaststoffen, insbesondere löslichen Ballaststoffen, die zur Regulierung des Blutzuckerspiegels und zur Verbesserung der Verdauung beitragen können. Sie enthalten auch eine Vielzahl von Vitaminen und Mineralstoffen wie Vitamin C, Vitamin K, und Kalium, sowie Antioxidantien, die Zellschäden bekämpfen können.

Empfohlene Zubereitungsarten: Frisch als Snack, in Salaten, als Beilage in herzhaften Gerichten, oder leicht gedünstet oder gebacken als Dessert.

Blattspinat

Glykämischer Index (GI): Sehr niedrig (weniger als 15)

Kohlenhydratgehalt: 3,6 g pro 100 g

Ballaststoffgehalt: 2,2 g pro 100 g

Protein: 2,9 g pro 100 g

Fettgehalt: 0,4 g pro 100 g

Portionsgröße: 1 Tasse gekocht (ca. 180 g)

Glykämische Last (GL): Sehr niedrig

Besondere Vorteile: Blattspinat ist reich an Vitaminen A, C, und K sowie Folsäure, Eisen und Kalium. Diese Nährstoffe sind wichtig für das Immunsystem, die Blutgesundheit und die Knochengesundheit. Zusätzlich enthält Spinat Antioxidantien wie Lutein und Zeaxanthin, die zur Aufrechterhaltung der Augengesundheit beitragen und Entzündungen reduzieren können.

Empfohlene Zubereitungsarten: Gedünstet, leicht gekocht oder roh im Salat. Blattspinat kann auch in Smoothies, Suppen und als Beilage in verschiedenen Gerichten verwendet werden.

Blattspinat ist ein ideales Lebensmittel für Diabetiker Typ 2, da er aufgrund seines niedrigen glykämischen Index und seiner glykämischen Last den Blutzucker nicht stark erhöht. Die hohe Nährstoffdichte und der reichhaltige Ballaststoffgehalt tragen zur allgemeinen Gesundheit und zum Sättigungsgefühl bei, was für das Gewichtsmanagement wichtig ist.

Blaubeeren

Glykämischer Index (GI): 53 (mittel)

Kohlenhydratgehalt: 14,5 g pro 100 g

Ballaststoffgehalt: 2,4 g pro 100 g

Protein: 0,7 g pro 100 g

Fettgehalt: 0,3 g pro 100 g

Portionsgröße: 1 Tasse (ca. 150 g)

Glykämische Last (GL): Mittel

Besondere Vorteile: Blaubeeren sind reich an Ballaststoffen, Antioxidantien (hauptsächlich Anthocyane), und Vitamin C. Diese Nährstoffe können helfen, Entzündungen zu reduzieren und die Insulinsensitivität zu verbessern.

Empfohlene Zubereitungsarten: Frisch als Snack, in Smoothies, über Joghurt oder Haferflocken, in Salaten, als Topping für Desserts oder leicht erwärmt als Fruchtkompott.

Blumenkohl

Glykämischer Index (GI): 15 (niedrig)

Kohlenhydratgehalt: 5 g pro 100 g

Ballaststoffgehalt: 2 g pro 100 g

Protein: 2 g pro 100 g

Fettgehalt: 0,3 g pro 100 g

Portionsgröße: 1 Tasse gekocht (ca. 125 g)

Glykämische Last (GL): Sehr niedrig

Besondere Vorteile: Blumenkohl ist reich an Ballaststoffen und enthält zahlreiche Vitamine und Mineralstoffe, darunter Vitamin C, Vitamin K und Folat. Er enthält zudem Antioxidantien und Verbindungen wie Sulforaphan, die entzündungshemmende Eigenschaften haben können.

Empfohlene Zubereitungsarten: Blumenkohl kann auf vielfältige Weise zubereitet werden. Beliebte Methoden umfassen Dämpfen, Kochen, Rösten, Pürieren oder roh im Salat. Er kann auch als gesunde Alternative zu kohlenhydratreicheren Lebensmitteln verwendet werden, wie z.B. als Blumenkohlreis oder Blumenkohlpüree.

Bohnen (grün)

Glykämischer Index (GI): 15 (niedrig)

Kohlenhydratgehalt: 7 g pro 100 g

Ballaststoffgehalt: 3,4 g pro 100 g

Protein: 1,8 g pro 100 g

Fettgehalt: 0,1 g pro 100 g

Portionsgröße: 1 Tasse gekocht (ca. 125 g)

Glykämische Last (GL): Sehr niedrig

Besondere Vorteile: Grüne Bohnen sind eine ausgezeichnete Quelle für Ballaststoffe, die dabei helfen können, den Blutzuckerspiegel zu stabilisieren. Sie sind reich an Vitaminen wie Vitamin K, C und A sowie verschiedenen wichtigen Mineralstoffen wie Folsäure und Magnesium. Die enthaltenen Antioxidantien können Entzündungen im Körper reduzieren und bieten möglicherweise Schutz vor chronischen Krankheiten.

Empfohlene Zubereitungsarten: Dämpfen, Kochen oder leicht anbraten. Grüne Bohnen können auch roh und frisch im Salat verwendet werden.

Bohnen (schwarz, weiß, rot)

Glykämischer Index (GI): Schwarz: 30 (niedrig), Weiß: 35 (niedrig), Rot: 40 (niedrig)

Kohlenhydratgehalt: 21 g pro 100 g

Ballaststoffgehalt: 7 g pro 100 g

Protein: 8 g pro 100 g

Fettgehalt: 0,5 g pro 100 g

Portionsgröße: 1/2 Tasse gekocht (ca. 130 g)

Glykämische Last (GL): Niedrig

Besondere Vorteile:

- Reich an Ballaststoffen: Hilft bei der Blutzuckerkontrolle und fördert die Sättigung.
- **Protein:** Unterstützt den Muskelaufbau und die Reparatur.

- Quelle wichtiger Mineralien: Enthält Eisen, Magnesium und Kalium, die für verschiedene Körperfunktionen notwendig sind.
- Antioxidantien: Kann Entzündungen reduzieren und schützt die Zellen vor Schäden.
- Herzgesund: Kann den Cholesterinspiegel senken und somit das Risiko von Herzkrankheiten reduzieren.

Empfohlene Zubereitungsarten:

- **Eintöpfe und Suppen**: Perfekt für herzhafte und nahrhafte Gerichte.
- **Salate**: Bohnen können sowohl kalt als auch warm in Salaten verwendet werden.
- **Dippen und Aufstriche**: Püriert als Aufstrich oder Dip, zum Beispiel in Hummus-Variationen.
- **Hülsenfruchtsalate**

Bohnen sind eine ausgezeichnete Ergänzung für die Ernährung von Typ-2-Diabetikern, da sie eine langsame Freisetzung von Glukose fördern und somit zu einer besseren Blutzuckerkontrolle beitragen.

Borretsch

Glykämischer Index (GI): N/A (sehr niedrig, genaue Werte nicht oft angegeben)

Kohlenhydratgehalt: Sehr gering (ca. 3 g pro 100 g)

Ballaststoffgehalt: Moderat (ca. 1 g pro 100 g)

Protein: 1,8 g pro 100 g

Fettgehalt: 0,7 g pro 100 g

Portionsgröße: 1 Tasse gehackt (ca. 21 g)

Glykämische Last (GL): Sehr niedrig

Besondere Vorteile: Borretsch ist reich an Gamma-Linolensäure (eine Art Omega-6-Fettsäure), die entzündungshemmend wirken kann. Außerdem enthält er Vitamin C, Magnesium und Eisen. Die Blätter und Blüten können ebenfalls als aromatisches Gewürz verwendet werden und haben traditionell beruhigende und stimmungsausgleichende Eigenschaften.

Empfohlene Zubereitungsarten: Borretschblätter und -blüten können frisch in Salaten, Smoothies oder als Garnitur verwendet werden. Die Blätter können auch gekocht oder gedämpft und als Gemüsebeilage serviert werden. In der mediterranen Küche wird Borretsch oft zu Suppen und Eintöpfen hinzugefügt.

Brauner Reis

Glykämischer Index (GI): 50 (mittel)

Kohlenhydratgehalt: 23 g pro 100 g

Ballaststoffgehalt: 1,8 g pro 100 g

Protein: 2,6 g pro 100 g

Fettgehalt: 0,9 g pro 100 g

Portionsgröße: 1/2 Tasse gekocht (ca. 100 g)

Glykämische Last (GL): Mittel

Besondere Vorteile: Brauner Reis ist eine gute Quelle für Ballaststoffe, Magnesium und Selen, was für die Herzgesundheit und den Stoffwechsel hilfreich sein kann. Er enthält auch Antioxidantien und Phytonährstoffe, die das Immunsystem stärken können.

Empfohlene Zubereitungsarten: Gekocht als Beilage, in Salaten oder als Grundlage für Gerichte wie Stir-Fry und Reispfannen.

Brennnessel

Glykämischer Index (GI): Unbekannt (vermutlich sehr niedrig)

Kohlenhydratgehalt: Etwa 7 g pro 100 g

Ballaststoffgehalt: Etwa 6,9 g pro 100 g

Protein: Etwa 4 g pro 100 g

Fettgehalt: Etwa 0,2 g pro 100 g

Portionsgröße: 1 Tasse gekocht (ca. 150 g)

Glykämische Last (GL): Sehr niedrig

Besondere Vorteile: Brennnesseln sind reich an Vitaminen A, C, K und mehreren B-Vitaminen. Sie enthalten auch zahlreiche Mineralstoffe wie Eisen, Magnesium, Kalzium und Phosphor. Zudem bieten sie eine hohe Menge an Antioxidantien, die dabei helfen können, Entzündungen zu reduzieren und das Immunsystem zu stärken. Darüber hinaus sind sie bekannt für ihre harntreibenden

Eigenschaften, die hilfreich bei der Entgiftung des Körpers sein können.

Empfohlene Zubereitungsarten: Brennnesseln können gekocht, gedämpft oder zu Smoothies hinzugefügt werden. Sie eignen sich auch hervorragend für Suppen und Tees. Vor der Zubereitung sollten die brennenden Haare durch Blanchieren oder Trocknen entfernt werden.

Quinoa

Glykämischer Index (GI): 53 (mittel)

Kohlenhydratgehalt: 21 g pro 100 g (gekocht)

Ballaststoffgehalt: 2,8 g pro 100 g (gekocht)

Protein: 4,4 g pro 100 g (gekocht)

Fettgehalt: 1,9 g pro 100 g (gekocht)

Portionsgröße: 1 Tasse gekocht (ca. 185 g)

Glykämische Last (GL): Mittel

Besondere Vorteile: Quinoa ist eine hervorragende Quelle für pflanzliches Protein, das alle neun essentiellen Aminosäuren enthält, was es zu einem vollständigen Protein macht. Es ist reich an Ballaststoffen und enthält wichtige Mikronährstoffe wie Magnesium, Mangan, Phosphor und Folsäure. Quinoa enthält auch Antioxidantien, die helfen können, Entzündungen im Körper zu reduzieren.

Empfohlene Zubereitungsarten: Quinoa kann gekocht und als Beilage zu Gemüse und magerem Fleisch serviert werden. Es eignet sich auch hervorragend als Basis für Salate, als Füllung für Gemüsesorten wie Paprika, oder als Zutat in Suppen und Eintöpfen. Quinoa kann auch zu Frühstücksbrei verarbeitet und mit Obst und Nüssen kombiniert werden.

Quinoa ist ein besonders vorteilhaftes Lebensmittel für Diabetiker Typ 2, da es einen moderaten Glykämischen Index hat, was hilft, den Blutzuckerspiegel stabil zu halten. Seine Kombination aus Ballaststoffen und Eiweiß fördert die Sättigung und kann Heißhungerattacken reduzieren.

Brombeeren

Glykämischer Index (GI): 25 (niedrig)

Kohlenhydratgehalt: 10 g pro 100 g

Ballaststoffgehalt: 5,3 g pro 100 g

Protein: 1,4 g pro 100 g

Fettgehalt: 0,5 g pro 100 g

Portionsgröße: 1 Tasse (ca. 140 g)

Glykämische Last (GL): Sehr niedrig

Besondere Vorteile: Brombeeren sind reich an Ballaststoffen, was zur Regulierung des Blutzuckerspiegels beiträgt und die Verdauung fördert. Sie sind eine exzellente Quelle für Vitamin C und K und enthalten eine gute Menge an Mangan. Antioxidantien in Brombeeren, wie Anthocyane, fördern die Gesundheit des Herz-Kreislauf-Systems und können entzündungshemmend wirken.

Zudem liefern sie wenig Kalorien und haben einen natürlichen, süßen Geschmack, der Heißhungerattacken auf Süßigkeiten verhindern kann.

Empfohlene Zubereitungsarten: Sie können frisch als Snack, in Joghurt gemischt, in Smoothies integriert, als Topping für Müsli oder Salate verwendet oder zu Zuckerfreien Gelees und Marmeladen verarbeitet werden. Auch das Backen in Muffins oder Kuchen ist möglich, wobei man auf Zuckerersatzmittel zurückgreifen kann, um den Blutzuckerspiegel besser im Griff zu behalten.

Buchweizen

Glykämischer Index (GI): 54 (mittel)

Kohlenhydratgehalt: 71 g pro 100 g

Ballaststoffgehalt: 10 g pro 100 g

Protein: 13 g pro 100 g

Fettgehalt: 3,4 g pro 100 g

Portionsgröße: 1 Tasse gekocht (ca. 168 g)

Glykämische Last (GL): Mittel

Besondere Vorteile: Buchweizen ist eine hervorragende Quelle für Ballaststoffe und Proteine, die zur Blutzuckerkontrolle beitragen können. Es enthält auch wichtige Mineralien wie Magnesium, Eisen und Zink sowie Antioxidantien, die das Risiko von Herzkrankheiten und Entzündungen senken können. Buchweizen ist zudem glutenfrei, was es zu einer geeigneten Option für Menschen mit Zöliakie oder Glutenunverträglichkeit macht.

Empfohlene Zubereitungsarten: Kochen und als Beilage verwenden, in Suppen oder Eintöpfen, als Basis für Brei oder in Form von Buchweizenmehl für Backwaren.

Bulgur

Glykämischer Index (GI): 46 (mittel)

Kohlenhydratgehalt: 17 g pro 100 g

Ballaststoffgehalt: 4,5 g pro 100 g

Protein: 3,1 g pro 100 g

Fettgehalt: 0,2 g pro 100 g

Portionsgröße: 1 Tasse gekocht (ca. 140 g)

Glykämische Last (GL): Mittel

Besondere Vorteile: Bulgur ist ein Vollkornprodukt, das neben einem relativ niedrigen bis mittleren glykämischen Index auch reich an Ballaststoffen ist. Diese Kombination macht es zu einer langanhaltenden Energiequelle und fördert die Sättigung, was besonders wichtig für Diabetiker Typ 2 ist. Ballaststoffe helfen zudem, den Blutzuckerspiegel zu stabilisieren und die Verdauung zu unterstützen. Darüber hinaus liefert Bulgur essentielle Vitamine und Mineralstoffe wie B-Vitamine, Eisen und Magnesium, die für die allgemeine Gesundheit und das Wohlbefinden wichtig sind.

Empfohlene Zubereitungsarten: Bulgur ist vielseitig einsetzbar und kann auf verschiedene Arten zubereitet werden:

- **Kochen**: Bulgur in kochendem Wasser oder Brühe garen. Üblich ist das Verhältnis von 1 Teil Bulgur zu 2 Teilen Flüssigkeit.

- **Einweichen**: Für Salate wie Tabouleh kann Bulgur einfach in heißem Wasser eingeweicht werden, bis er weich ist.

- **Suppen und Eintöpfe**: Bulgur kann auch als sättigende Zutat in Suppen und Eintöpfen verwendet werden, um den Nährwert zu erhöhen.

- **Pfannen- oder Ofengerichte**: In herzhaften Pfannengerichten oder Aufläufen kann Bulgur als Alternative zu Reis oder Nudeln dienen.

Durch seine Vielseitigkeit und seine gesundheitlichen Vorteile ist Bulgur eine ausgezeichnete Wahl für Menschen mit Typ-2-Diabetes, die eine ausgewogene und dennoch kohlenhydratkontrollierte Ernährung anstreben.

Cashewnüsse

Glykämischer Index (GI): 22 (niedrig)

Kohlenhydratgehalt: 30 g pro 100 g

Ballaststoffgehalt: 3,3 g pro 100 g

Protein: 18 g pro 100 g

Fettgehalt: 44 g pro 100 g

Portionsgröße: 28 g (ca. eine Handvoll)

Glykämische Last (GL): Niedrig

Besondere Vorteile: Cashewnüsse sind eine ausgezeichnete Quelle für einfach ungesättigte Fettsäuren, die das Herz-Kreislauf-System unterstützen können. Sie enthalten auch wichtige Mineralien wie Magnesium, Phosphor und Eisen sowie antioxidative Verbindungen wie Vitamin E und Phenole, die dazu beitragen können, den Blutzuckerspiegel zu stabilisieren und Entzündungen zu reduzieren.

Empfohlene Zubereitungsarten: Roh als Snack, geröstet ohne zusätzliches Salz oder Zucker, in Salaten, als Zutat in Pfannengerichten oder als Basis für Cashewbutter und Cashewmilch.

Anmerkungen: Trotz des relativ hohen Fettgehalts sind Cashewnüsse eine gesunde Ergänzung zur Ernährung von Diabetikern. Eine moderate Portionsgröße ist jedoch wichtig, um die Kalorienzufuhr im Blick zu behalten. Die enthaltenen Ballaststoffe und Proteine können zudem dabei helfen, ein langanhaltendes Sättigungsgefühl zu fördern.

Cayennepfeffer

Glykämischer Index (GI): 15 (sehr niedrig)

Kohlenhydratgehalt: 5 g pro 100 g

Ballaststoffgehalt: 1,8 g pro 100 g

Protein: 2 g pro 100 g

Fettgehalt: 0,4 g pro 100 g

Portionsgröße: 1 Teelöffel gemahlen (ca. 2 g)

Glykämische Last (GL): Sehr niedrig

Besondere Vorteile: Cayennepfeffer enthält Capsaicin, einen Wirkstoff, der den Stoffwechsel anregen und die Fettverbrennung unterstützen kann. Darüber hinaus hat Cayennepfeffer entzündungshemmende Eigenschaften und kann die Blutzirkulation verbessern. Der hohe Gehalt an Antioxidantien kann helfen, freie Radikale zu bekämpfen und das Immunsystem zu stärken.

Empfohlene Zubereitungsarten: Kann frisch, getrocknet oder gemahlen verwendet werden. Cayennepfeffer eignet sich hervorragend zum Würzen von Suppen, Eintöpfen, Saucen und Marinaden. Auch in Salaten oder Smoothies kann er für einen scharfen Kick sorgen.

Hinweis: Aufgrund seiner Schärfe sollte Cayennepfeffer in Maßen verwendet werden, insbesondere für Personen mit empfindlichem Magen oder bei bestehenden Magen-Darm-Beschwerden.

Chayote

Glykämischer Index (GI): 20 (niedrig)

Kohlenhydratgehalt: 4,5 g pro 100 g

Ballaststoffgehalt: 1,7 g pro 100 g

Protein: 1 g pro 100 g

Fettgehalt: 0,2 g pro 100 g

Portionsgröße: 1 Tasse gekocht (ca. 150 g)

Glykämische Last (GL): Sehr niedrig

Besondere Vorteile: Chayote ist kalorienarm und reich an Vitaminen, insbesondere Vitamin C und B-Vitaminen wie Folat. Es enthält auch essentielle Mineralien wie Kalium und Magnesium. Zusätzlich liefert es Antioxidantien, die den oxidativen Stress reduzieren und die Zellgesundheit fördern können. Chayote ist zudem hydratisierend, da es einen hohen Wassergehalt hat.

Empfohlene Zubereitungsarten: Dämpfen, Kochen, Braten oder roh im Salat.

Chia-Samen

Glykämischer Index (GI): 1 (sehr niedrig)

Kohlenhydratgehalt: 42 g pro 100 g

Ballaststoffgehalt: 34 g pro 100 g

Protein: 16 g pro 100 g

Fettgehalt: 31 g pro 100 g

Portionsgröße: 1 Esslöffel (ca. 12 g)

Glykämische Last (GL): Sehr niedrig

Besondere Vorteile:

- Reich an Ballaststoffen, die helfen können, den Blutzuckerspiegel zu regulieren.

- Enthält Omega-3-Fettsäuren, die positiv auf die Herzgesundheit wirken können.

- Bietet eine gute Quelle für pflanzliches Protein, das für Muskelaufbau und Reparatur wichtig ist.

- Enthält Antioxidantien, die Zellschäden durch freie Radikale verhindern können.

- Reich an Mineralien wie Calcium, Magnesium und Phosphor, die zur Knochengesundheit beitragen.

Empfohlene Zubereitungsarten:

- Kann roh über Joghurt, Haferbrei oder Salate gestreut werden.

- Eignet sich hervorragend zur Herstellung von Chia-Pudding, indem man sie in Flüssigkeit (wie Milch, Mandelmilch oder Wasser) einweicht.

- Kann als Ei-Ersatz in Backrezepten verwendet werden, wenn sie in Wasser eingeweicht werden (1 Esslöffel Chia-Samen mit 3 Esslöffeln Wasser).

- Kann in Smoothies gemischt werden, um zusätzliche Nährstoffe zu liefern.

Chicorée

Glykämischer Index (GI): 15 (niedrig)

Kohlenhydratgehalt: 4 g pro 100 g

Ballaststoffgehalt: 3 g pro 100 g

Protein: 1,7 g pro 100 g

Fettgehalt: 0,2 g pro 100 g

Portionsgröße: 1 Tasse roh (ca. 50 g)

Glykämische Last (GL): Sehr niedrig

Besondere Vorteile: Chicorée ist reich an Ballaststoffen und enthält eine Vielzahl von Vitaminen und Mineralien, darunter Vitamin A, Vitamin C, Vitamin K und Folat. Es ist zudem eine ausgezeichnete Quelle von Inulin, einer speziellen Art von löslichen Ballaststoffen, die das Wachstum gesunder Darmbakterien unterstützen kann. Chicorée kann helfen, den Blutzuckerspiegel zu regulieren, was besonders für Menschen mit Typ-2-Diabetes vorteilhaft ist.

Empfohlene Zubereitungsarten: Roher Chicorée kann hervorragend in Salaten verwendet werden. Sein leicht bitterer Geschmack kann durch das Kombinieren mit süßeren Zutaten wie Obst oder einer süßen Vinaigrette ausgeglichen werden. Chicorée kann auch gedünstet, gegrillt oder leicht angebraten und als Beilage oder in Hauptgerichten verwendet werden.

Chicorée ist nicht nur eine nährstoffreiche und vielseitige Zutat, sondern trägt auch zur Förderung einer gesunden Verdauung und eines stabilen Blutzuckerspiegels bei.

Chili

Glykämischer Index (GI): 6 (sehr niedrig)

Kohlenhydratgehalt: 9 g pro 100 g

Ballaststoffgehalt: 1,5 g pro 100 g

Protein: 0,9 g pro 100 g

Fettgehalt: 0,2 g pro 100 g

Portionsgröße: 1 Tasse roh (ca. 120 g)

Glykämische Last (GL): Sehr niedrig

Besondere Vorteile:

Chili enthält Capsaicin, eine Substanz, die bekannt dafür ist, den Stoffwechsel anzukurbeln und die Fettverbrennung zu unterstützen. Capsaicin kann auch dazu beitragen, den Appetit zu regulieren und somit beim Management des Körpergewichts zu helfen, was besonders für Diabetiker Typ 2 von Vorteil sein kann. Außerdem ist Chili reich an Vitamin C und Antioxidantien, die zur Unterstützung des Immunsystems und zur Verringerung von Entzündungen beitragen können.

Empfohlene Zubereitungsarten:

Chili kann frisch, getrocknet oder als Pulver verwendet werden, um verschiedenen Gerichten Geschmack und Schärfe zu verleihen. Es eignet sich gut zum Würzen von Suppen, Eintöpfen, Saucen und Marinaden. Frische Chilis können auch in Salaten oder als Topping für verschiedene Gerichte verwendet werden.

Hinweis: Da Chili sehr scharf sein kann, sollte der Konsum individuell angepasst werden, insbesondere bei Menschen mit empfindlichem Magen oder Magen-Darm-Beschwerden.

Chinakohl

Glykämischer Index (GI): 32 (niedrig)

Kohlenhydratgehalt: 4 g pro 100 g

Ballaststoffgehalt: 1,5 g pro 100 g

Protein: 1,2 g pro 100 g

Fettgehalt: 0,2 g pro 100 g

Portionsgröße: 1 Tasse roh (ca. 75 g)

Glykämische Last (GL): Sehr niedrig

Besondere Vorteile: Chinakohl ist eine ausgezeichnete Quelle für Vitamin C und K, enthält viele Antioxidantien und bioaktive Verbindungen, die für ihre entzündungshemmenden Eigenschaften bekannt sind. Er hat auch einen hohen Wassergehalt, der zur Hydratation beiträgt, und ist kalorienarm, was ihn zu einer idealen Wahl für eine kalorienkontrollierte Diät macht.

Empfohlene Zubereitungsarten: Roh in Salaten, gedämpft, leicht angebraten oder als Zutat in Suppen und Eintöpfen.

Clementinen

Glykämischer Index (GI): 30 (niedrig)

Kohlenhydratgehalt: 12 g pro 100 g

Ballaststoffgehalt: 1,7 g pro 100 g

Protein: 0,8 g pro 100 g

Fettgehalt: 0,2 g pro 100 g

Portionsgröße: 1 Clementine (ca. 74 g)

Glykämische Last (GL): Niedrig

Besondere Vorteile: Reich an Vitamin C, das das Immunsystem stärkt und antioxidative Eigenschaften hat. Sie enthalten auch Kalium, das zur Regulierung des Blutdrucks beitragen kann, und sind zudem saftig und natürlich süß, was sie zu einem idealen, gesunden Snack für Diabetiker macht.

Empfohlene Zubereitungsarten: Frisch und pur, in Obstsalaten oder als Teil von herzhaften Gerichten. Sie können auch als natürliche Süße in Desserts und Smoothies verwendet werden.

Cranberries (ungesüßt)

Glykämischer Index (GI): 45 (niedrig)

Kohlenhydratgehalt: 12 g pro 100 g

Ballaststoffgehalt: 5 g pro 100 g

Protein: 0,4 g pro 100 g

Fettgehalt: 0,1 g pro 100 g

Portionsgröße: 1 Tasse (ca. 100 g)

Glykämische Last (GL): Niedrig

Besondere Vorteile: Reich an Vitamin C und E, enthält viele Antioxidantien und Anthocyane, die zur Verringerung von Entzündungen und zur Förderung der Herzgesundheit beitragen können. Unterstützt die Gesundheit der Harnwege.

Empfohlene Zubereitungsarten: Frisch im Salat, in Smoothies, als Snack oder in Kombination mit anderen Früchten und Nüssen.

Hinweis: Beim Kauf von Cranberries sollte darauf geachtet werden, dass sie ungesüßt sind, um den Zusatz von unnötigem Zucker zu vermeiden.

Currypulver

Eigenschaften:

Glykämischer Index (GI): Currypulver besteht aus einer Mischung von Gewürzen und hat keinen direkten Einfluss auf den Blutzuckerspiegel. Daher hat es keinen Glykämischen Index.

Kohlenhydratgehalt: Nahezu vernachlässigbar, da es sich primär um Gewürze handelt.

Ballaststoffgehalt: Gering, variiert je nach Mischung, aber typischerweise weniger als 1 g pro Teelöffel.

Protein: Sehr gering, in der Regel weniger als 1 g pro Teelöffel.

Fettgehalt: Gering, variiert je nach Mischung, aber typischerweise weniger als 1 g pro Teelöffel.

Portionsgröße: Typisch ist 1 Teelöffel (ca. 2-3 g).

Besondere Vorteile:

- Enthält eine Vielzahl von Antioxidantien und antiinflammatorischen Verbindungen, die aus den einzelnen Gewürzen stammen, wie Kurkumin aus Kurkuma.

- Kann den Geschmack von Lebensmitteln verbessern, ohne nennenswerte Kalorien oder Kohlenhydrate hinzuzufügen, was besonders für Diabetiker vorteilhaft ist.

- Verschiedene Studien deuten darauf hin, dass einige der Gewürze in Currypulver, wie Kurkuma und Fenchel, zur Verbesserung der Insulinsensitivität beitragen können.

Empfohlene Zubereitungsarten:

- Currypulver kann vielseitig in der Küche eingesetzt werden. Es eignet sich hervorragend für Currys, Eintöpfe, Suppen oder als Gewürz für Fleisch, Fisch und Gemüse.

- Kann auch in Marinaden, Dressings oder zum Würzen von Reis und Hülsenfrüchten verwendet werden.

Datteln

Glykämischer Index (GI): 42-55 (mittel, variiert je nach Sorte)

Kohlenhydratgehalt: 75 g pro 100 g

Ballaststoffgehalt: 6,7 g pro 100 g

Protein: 2 g pro 100 g

Fettgehalt: 0,2 g pro 100 g

Portionsgröße: 1-2 Datteln (ca. 20-30 g)

Glykämische Last (GL): Mittel

Besondere Vorteile: Datteln sind eine gute Quelle für Ballaststoffe, Kalium, Magnesium und Antioxidantien wie Flavonoide, Carotinoide und Phenolsäuren. Sie bieten eine natürliche Süße und können als gesündere Alternative zu raffiniertem Zucker verwendet werden.

Empfohlene Zubereitungsarten: In Maßen als Snack, in Smoothies, als natürlicher Süßstoff in Backwaren oder als Zutat in herzhaften Gerichten wie Chutneys und Eintöpfen.

Dill

Glykämischer Index (GI): 5 (sehr niedrig)

Kohlenhydratgehalt: 2 g pro 100 g

Ballaststoffgehalt: 2,1 g pro 100 g

Protein: 3,5 g pro 100 g

Fettgehalt: 1,1 g pro 100 g

Portionsgröße: 1 Esslöffel frisch (ca. 1 g)

Glykämische Last (GL): Sehr niedrig

Besondere Vorteile:

- Reich an Vitaminen A und C, die zur Stärkung des Immunsystems beitragen.

- Enthält wertvolle Antioxidantien, die helfen können, oxidative Stress zu reduzieren.

- Fördert die Verdauung und kann Blähungen sowie Magenkrämpfe lindern.

- Dill hat entzündungshemmende Eigenschaften, die bei der Verringerung von Entzündungen im Körper helfen können.

Empfohlene Zubereitungsarten:

- Als frisches Kraut in Salaten, Suppen oder Saucen verwenden.

- Zum Würzen von Fischgerichten besonders geeignet.

- Kann auch getrocknet verwendet werden, behält jedoch im frischen Zustand den besten Geschmack und die meisten Nährstoffe.

Hinweis für Diabetiker Typ 2:

Dill ist ein ausgezeichnetes Gewürz für Diabetiker Typ 2, da es kaum Kohlenhydrate enthält und den Blutzuckerspiegel nicht beeinflusst. Seine antioxidativen und

entzündungshemmenden Eigenschaften können zusätzlich
gesundheitliche Vorteile bieten.

Dinkel

Glykämischer Index (GI): 45 (niedrig)

Kohlenhydratgehalt: 70 g pro 100 g

Ballaststoffgehalt: 10,7 g pro 100 g

Protein: 14 g pro 100 g

Fettgehalt: 2,5 g pro 100 g

Portionsgröße: 1/2 Tasse gekocht (ca. 90 g)

Glykämische Last (GL): Mittel

Besondere Vorteile: Dinkel ist eine nähstoffreiche Quelle
für komplexe Kohlenhydrate und Ballaststoffe, was zu einer
langsamen und stabilen Freisetzung von Glukose ins Blut
beiträgt. Es enthält eine Vielzahl von Vitaminen und
Mineralstoffen, darunter Mangan, Phosphor, Magnesium,
Eisen, Zink sowie die Vitamine B1 (Thiamin) und B3 (Niacin).
Die Ballaststoffe fördern eine gesunde Verdauung und das
Getreide hat ein besseres Aminosäurenprofil als viele
andere Weizenarten. Dinkel ist außerdem weniger
verarbeitet als herkömmliches Weizenmehl, was bedeutet,
dass es mehr Nährstoffe enthält.

Empfohlene Zubereitungsarten: Dinkel kann in
verschiedenen Formen wie ganzen Körnern, Dinkelmehl
oder Dinkelnudeln zubereitet werden. Es eignet sich gut für
das Backen von Brot und Keksen oder als Beilage in Form

von gekochten Körnern, die zu Salaten oder Eintöpfen hinzugefügt werden können. Auch als Brei oder in Suppen ist Dinkel eine nährstoffreiche Wahl.

Dinkelvollkornbrot

Glykämischer Index (GI): 55 (mittel)

Kohlenhydratgehalt: 43 g pro 100 g

Ballaststoffgehalt: 8 g pro 100 g

Protein: 9,5 g pro 100 g

Fettgehalt: 2,5 g pro 100 g

Portionsgröße: 1 Scheibe (ca. 30 g)

Glykämische Last (GL): Mittel

Besondere Vorteile: Dinkelvollkornbrot ist reich an Ballaststoffen, was die Verdauung fördert und für ein längeres Sättigungsgefühl sorgt. Es enthält außerdem eine Vielzahl von Vitaminen und Mineralstoffen, wie Vitamin B-Komplex und Eisen. Durch seine komplexen Kohlenhydrate hilft es, den Blutzuckerspiegel besser zu regulieren.

Empfohlene Zubereitungsarten: Am besten frisch vom Bäcker oder selbstgebacken, um sicherzustellen, dass keine unnötigen Zusatzstoffe enthalten sind. Kann als Basis für belegte Brote dienen oder getoastet genossen werden. Kombinieren Sie es mit proteinreichen Belägen wie Hüttenkäse oder magerem Fleisch, um eine ausgewogene Mahlzeit zu haben.

Dinkelvollkornmehl

Glykämischer Index (GI): 45 (niedrig bis mittel)

Kohlenhydratgehalt: 70 g pro 100 g

Ballaststoffgehalt: 10 g pro 100 g

Protein: 14 g pro 100 g

Fettgehalt: 2,5 g pro 100 g

Portionsgröße: 1/4 Tasse (ca. 30 g)

Glykämische Last (GL): Mittel

Besondere Vorteile: Dinkelvollkornmehl ist reich an Ballaststoffen und Eiweiß, was hilft, den Blutzuckerspiegel zu stabilisieren. Es enthält auch eine Vielzahl von Mineralstoffen wie Eisen, Magnesium und Zink, sowie B-Vitamine, die wichtig für den Energiestoffwechsel sind. Die Ballaststoffe fördern die Darmgesundheit und können das Sättigungsgefühl verlängern.

Empfohlene Zubereitungsarten: Ideal für Brot, Kuchen, Pfannkuchen oder als Bestandteil von Teigen und Müslis. Kombinieren mit anderen niedrig-GI-Zutaten, um eine wohlausgewogene Mahlzeit für Diabetiker zu kreieren.

Edamame

Glykämischer Index (GI): 18 (niedrig)

Kohlenhydratgehalt: 8 g pro 100 g

Ballaststoffgehalt: 5 g pro 100 g

Protein: 11 g pro 100 g

Fettgehalt: 5 g pro 100 g

Portionsgröße: 1 Tasse gekocht (ca. 155 g)

Glykämische Last (GL): Sehr niedrig

Besondere Vorteile: Edamame sind reich an pflanzlichem Protein, Ballaststoffen und verschiedenen Vitaminen und Mineralstoffen, darunter Eisen, Magnesium, Kalium und Vitamin K. Sie enthalten außerdem Isoflavone, pflanzliche Verbindungen, die antioxidative und entzündungshemmende Eigenschaften haben können.

Empfohlene Zubereitungsarten: Gedämpft oder gekocht als Snack, in Salaten oder als Zutat in verschiedenen Gerichten wie Suppen, Eintöpfen und Pfannengerichten.

Edamame sind aufgrund ihres niedrigen glykämischen Index und ihres hohen Ballaststoff- und Proteingehalts eine hervorragende Wahl für Menschen mit Typ-2-Diabetes. Sie können helfen, den Blutzuckerspiegel zu stabilisieren und ein langanhaltendes Sättigungsgefühl zu fördern.

Eier

Glykämischer Index (GI): 0 (sehr niedrig)

Kohlenhydratgehalt: 0,6 g pro 100 g

Ballaststoffgehalt: 0 g pro 100 g (Eier enthalten keine Ballaststoffe)

Protein: 13 g pro 100 g

Fettgehalt: 11 g pro 100 g

Portionsgröße: 1 großes Ei (ca. 50 g)

Glykämische Last (GL): Sehr niedrig

Besondere Vorteile: Eier sind eine hervorragende Quelle für hochwertiges Protein und enthalten alle essenziellen Aminosäuren, die der Körper benötigt. Sie sind reich an verschiedenen Vitaminen, darunter die Vitamine A, D, E und B12. Eier enthalten zudem Mineralstoffe wie Eisen, Phosphor und Zink. Die in Eiern enthaltenen Antioxidantien wie Lutein und Zeaxanthin können die Augengesundheit fördern. Der Verzehr von Eiern kann zur Sättigung beitragen und somit bei der Gewichtskontrolle helfen.

Empfohlene Zubereitungsarten: Hart oder weich gekocht, pochiert, gerührt oder als Omelett. Um den Fettgehalt zu reduzieren, kann auf das Braten in großen Mengen Öl oder Butter verzichtet werden.

Eigelb (in Maßen)

Glykämischer Index (GI): 0 (niedrig)

Kohlenhydratgehalt: Nahezu 0 g pro 100 g

Ballaststoffgehalt: 0 g pro 100 g

Protein: 15 g pro 100 g

Fettgehalt: 27 g pro 100 g

Portionsgröße: 1 Eigelb (ca. 17 g)

Glykämische Last (GL): Sehr niedrig

Besondere Vorteile: Eigelb ist reich an essentiellen Nährstoffen wie Vitamin A, Vitamin D, Vitamin E, Vitamin K und Cholin. Es enthält auch wichtige gesunde Fette, einschließlich Omega-3-Fettsäuren, sowie Antioxidantien wie Lutein und Zeaxanthin, die die Augengesundheit unterstützen können.

Empfohlene Zubereitungsarten: Eigelb kann in zahlreichen Gerichten verwendet werden, einschließlich Rührei, gekochten Eiern, Ei-Salaten oder als Zutat in Dressings und Saucen. Da Eigelb einen hohen Cholesteringehalt hat, wird empfohlen, es in Maßen zu konsumieren, insbesondere für Personen mit Diabetes Typ 2 oder anderen kardiovaskulären Risiken.

Eigelb stellt eine nahrhafte Ergänzung zu einer ausgewogenen Ernährung dar, sollte jedoch im Kontext des gesamten Fett- und Cholesteringehalts der Diät moderat verwendet werden.

Eiweiß (klar)

Glykämischer Index (GI): 0 (keiner)

Kohlenhydratgehalt: 0,2 g pro 100 g

Ballaststoffgehalt: 0 g pro 100 g

Protein: 10,9 g pro 100 g

Fettgehalt: 0,2 g pro 100 g

Portionsgröße: 1 Eiweiß (ca. 33 g)

Glykämische Last (GL): Sehr niedrig

Besondere Vorteile:

- Reich an hochwertigem Protein, das wichtig für den Muskelaufbau und die Reparatur von Geweben ist.

- Sehr niedrig an Kalorien und Fett, ideal für eine kalorienbewusste Ernährung.

- Keine Kohlenhydrate, wodurch es zu keinen Blutzuckerschwankungen führt.

Empfohlene Zubereitungsarten:

- Kann roh verzehrt oder in verschiedenen Kochmethoden wie Kochen, Pochieren oder Backen verwendet werden.

- Ideal auch für die Zubereitung von Eiweißomeletts, im Salat oder als Zutat in Backwaren, um deren Proteinanteil zu erhöhen.

Zusätzlicher Hinweis:

Da Eiweiß (klar) sehr wenig Fett und keine Kohlenhydrate enthält, eignet es sich besonders gut als Proteinquelle für Menschen mit Typ-2-Diabetes. Es bietet eine Möglichkeit, die Proteinzufuhr ohne zusätzliche Kalorien- oder Kohlenhydratzufuhr zu erhöhen.

Endivien

Glykämischer Index (GI): 15 (niedrig)

Kohlenhydratgehalt: 3 g pro 100 g

Ballaststoffgehalt: 3,1 g pro 100 g

Protein: 1,3 g pro 100 g

Fettgehalt: 0,2 g pro 100 g

Portionsgröße: 1 Tasse roh (ca. 50 g)

Glykämische Last (GL): Sehr niedrig

Besondere Vorteile: Endivien sind kalorienarm und reich an Ballaststoffen, was sie zu einer guten Wahl für die Blutzuckerkontrolle macht. Sie enthalten auch wichtige Vitamine wie Vitamin A, Vitamin C und Vitamin K sowie Mineralstoffe wie Kalium und Folsäure.

Empfohlene Zubereitungsarten: Roh im Salat, gedämpft oder leicht sautiert als Beilage. Endivien können auch als Füllung für Wraps verwendet werden oder in Kombination mit anderen Gemüsesorten für zusätzliche Textur und Nährstoffe in Gerichten sorgen.

Erbsen (grün, gelb)

Glykämischer Index (GI): 22 (niedrig)

Kohlenhydratgehalt: 14 g pro 100 g

Ballaststoffgehalt: 5 g pro 100 g

Protein: 5 g pro 100 g

Fettgehalt: 0,4 g pro 100 g

Portionsgröße: 1 Tasse gekocht (ca. 160 g)

Glykämische Last (GL): Niedrig

Besondere Vorteile:

Erbsen sind reich an Ballaststoffen und Proteinen, was sie zu einer hervorragenden Wahl für Diabetiker Typ 2 macht. Sie enthalten auch eine gute Menge an Vitaminen wie Vitamin A, Vitamin K und Vitamin C sowie Mineralstoffen wie Eisen und Magnesium. Die Ballaststoffe tragen zur Regulierung des Blutzuckerspiegels bei und fördern eine gesunde Verdauung. Darüber hinaus enthalten Erbsen sekundäre Pflanzenstoffe, die entzündungshemmend wirken und das Immunsystem stärken können.

Empfohlene Zubereitungsarten:

Erbsen können auf verschiedene Weise genossen werden: gedünstet, gekocht, als Beilage in Suppen und Eintöpfen, püriert als Dip oder auch roh in Salaten. Sie passen hervorragend zu verschiedenen Geschmacksrichtungen und sind vielseitig in der Küche einsetzbar.

Erdbeeren

Glykämischer Index (GI): 41 (niedrig)

Kohlenhydratgehalt: 7,7 g pro 100 g

Ballaststoffgehalt: 2 g pro 100 g

Protein: 0,8 g pro 100 g

Fettgehalt: 0,3 g pro 100 g

Portionsgröße: 1 Tasse (ca. 150 g)

Glykämische Last (GL): Niedrig

Besondere Vorteile: Erdbeeren sind reich an Vitamin C, Folsäure und Antioxidantien, die zur Reduktion von oxidativem Stress beitragen können. Sie enthalten Polyphenole, die positive Auswirkungen auf die Blutzuckerkontrolle haben können. Zudem sind sie kalorienarm und können helfen, das Gewicht zu kontrollieren.

Empfohlene Zubereitungsarten: Frisch verzehrt, in Salaten, Smoothies, als Topping für Joghurt oder Haferflocken, und in selbstgemachten Desserts ohne zusätzlichen Zucker.

Erdnussbutter (ungesüßt)

Glykämischer Index (GI): 14 (niedrig)

Kohlenhydratgehalt: 20 g pro 100 g

Ballaststoffgehalt: 6,0 g pro 100 g

Protein: 25 g pro 100 g

Fettgehalt: 50 g pro 100 g

Portionsgröße: 2 Esslöffel (ca. 32 g)

Glykämische Last (GL): Niedrig (bei moderatem Verbrauch)

Besondere Vorteile: Reich an gesunden Fetten, insbesondere einfach und mehrfach ungesättigten Fettsäuren, enthält gute Mengen an Eiweiß und Ballaststoffen, was zu einem länger anhaltenden Sättigungsgefühl beiträgt. Enthält wichtige Vitamine und Mineralstoffe wie Vitamin E, Magnesium und Niacin. Kann helfen, den Blutzuckerspiegel stabil zu halten und ist eine gute Energiequelle.

Empfohlene Zubereitungsarten: Als Aufstrich auf Vollkornbrot oder -cracker, als Zutat in Smoothies, Dressings, oder zum Dippen von Gemüsesticks.

Erdnüsse (ungesalzen)

Glykämischer Index (GI): 14 (sehr niedrig)

Kohlenhydratgehalt: 16 g pro 100 g

Ballaststoffgehalt: 8,5 g pro 100 g

Protein: 25,8 g pro 100 g

Fettgehalt: 49,2 g pro 100 g

Portionsgröße: 1/4 Tasse (ca. 35 g)

Glykämische Last (GL): Sehr niedrig

Besondere Vorteile:

Erdnüsse sind reich an gesunden Fetten, Eiweißen und Ballaststoffen. Sie sind eine ausgezeichnete Quelle für einfach und mehrfach ungesättigte Fettsäuren, die für die Herzgesundheit förderlich sind. Darüber hinaus enthalten Erdnüsse wichtige Vitamine und Mineralstoffe wie Vitamin E, Magnesium, und Niacin sowie Antioxidantien, die freie Radikale im Körper bekämpfen können. Erdnüsse können helfen, das Sättigungsgefühl zu erhöhen und den Blutzuckerspiegel stabil zu halten.

Empfohlene Zubereitungsarten:

Erdnüsse können roh verzehrt, geröstet oder als Zutat in verschiedenen Gerichten wie Salaten und Currys verwendet werden. Sie eignen sich auch hervorragend als Snack für zwischendurch, wenn sie in Maßen genossen werden. Darüber hinaus können sie zu Erdnussbutter verarbeitet und auf Brot oder als Dip verwendet werden.

Hinweis:

Obwohl Erdnüsse viele gesundheitliche Vorteile bieten, sollten Diabetiker auf die Portionsgröße achten, da sie kalorienreich sind. Es ist auch wichtig, ungesalzene Erdnüsse zu bevorzugen, um den Salzkonsum zu minimieren.

Essig (Apfelessig, Balsamico, Rotweinessig)

Essig ist ein vielseitig einsetzbares Lebensmittel, das in verschiedenen Formen wie Apfelessig, Balsamico und Rotweinessig erhältlich ist.

Glykämischer Index (GI): 0 (sehr niedrig)

Kohlenhydratgehalt: Nahezu null

Ballaststoffgehalt: Keine

Protein: Nahezu null

Fettgehalt: Nahezu null

Portionsgröße: 1 Esslöffel (ca. 15 ml)

Glykämische Last (GL): Sehr niedrig

Besondere Vorteile: Essig kann den Blutzuckerspiegel nach Mahlzeiten senken und die Insulinsensitivität verbessern, indem er die Kohlenhydrataufnahme im Dünndarm verzögert. Er enthält auch Essigsäure, die antimikrobielle Eigenschaften hat und im Verdauungsprozess helfen kann.

Empfohlene Zubereitungsarten: Essig kann vielseitig verwendet werden, etwa als Dressing in Salaten, als Marinade für Fleisch und Gemüse oder zum Würzen von Gerichten. Apfelessig kann auch in Wasser verdünnt und als Getränk konsumiert werden. Pastagerichte, Saucen und sogar Desserts können durch die Zugabe von Balsamico verfeinert werden, während Rotweinessig häufig in Vinaigrettes und Marinaden verwendet wird.

Fenchel

Glykämischer Index (GI): 16 (niedrig)

Kohlenhydratgehalt: 7.3 g pro 100 g

Ballaststoffgehalt: 3.1 g pro 100 g

Protein: 1.2 g pro 100 g

Fettgehalt: 0.2 g pro 100 g

Portionsgröße: 1 Tasse roh, in Scheiben geschnitten (ca. 87 g)

Glykämische Last (GL): Sehr niedrig

Besondere Vorteile: Reich an Ballaststoffen, Vitamin C und Kalium, enthält entzündungshemmende Pflanzenstoffe, fördert die Verdauung und kann Blähungen reduzieren.

Empfohlene Zubereitungsarten: Roh in Salaten, gedünstet, im Ofen geröstet oder als Zutat in Suppen.

Fenchel ist besonders wegen seines mild-anisartigen Geschmacks beliebt und kann vielseitig in der Küche verwendet werden. Dank seines niedrigen glykämischen Indexes und seines geringen Gehalts an Kohlenhydraten eignet er sich hervorragend für die Ernährung von Diabetikern Typ 2. Fenchel unterstützt nicht nur die Regulierung des Blutzuckers, sondern trägt auch durch seinen hohen Ballaststoffgehalt zu einer gesunden Verdauung bei. Zusätzlich bietet dieser Gemüse wichtige Nährstoffe wie Vitamin C, das als Antioxidans wirkt und das Immunsystem stärkt, sowie Kalium, das für eine gute Herzgesundheit wichtig ist.

Tipps für die Zubereitung: Rösten Sie Fenchel mit ein wenig Olivenöl und Gewürzen im Ofen, um seinen natürlichen Geschmack zu intensivieren, oder fügen Sie ihn roh zu einem frischen Salat hinzu, um eine knackige Textur zu genießen. Gedünstet kann Fenchel auch eine perfekte Beilage sein oder Suppen und Eintöpfen eine besondere Note geben.

Fisch (Lachs, Thunfisch, Makrele, Hering)

Glykämischer Index (GI): 0 (niedrig)

Kohlenhydratgehalt: 0 g pro 100 g

Ballaststoffgehalt: 0 g pro 100 g

Protein: 20-25 g pro 100 g

Fettgehalt: 5-15 g pro 100 g (abhängig von der Fischsorte)

Portionsgröße: 100 g

Glykämische Last (GL): Sehr niedrig

Besondere Vorteile:

- Sehr reich an hochwertigen Proteinen, die den Muskelaufbau und -erhalt unterstützen.

- Hoher Gehalt an Omega-3-Fettsäuren, die entzündungshemmend wirken und das Herz-Kreislauf-System schützen.

- Enthält wichtige Vitamine und Mineralstoffe wie Vitamin D, Vitamin B12, Selen und Iod.

- Kann zur Senkung des Blutzuckerspiegels und Verbesserung der Insulinsensitivität beiträgt.

- Unterstützt die Gesundheit des Herzens und Gehirns durch Omega-3-Fettsäuren.

Empfohlene Zubereitungsarten:

- Gegrillt: Schnell und einfach, bewahrt die Nährstoffe und verleiht dem Fisch eine köstliche Textur.

- Gebacken: Gesund und lässt sich leicht würzen, um verschiedene Geschmacksrichtungen zu genießen.

- Gedünstet: Sanfte Zubereitungsmethode, die den natürlichen Geschmack und die Nährstoffe des Fisches erhält.

- Sashimi (roh): Besonders geeignet für frischen Lachs oder Thunfisch, reich an Vitaminen und Mineralstoffen.

- Gekocht: Eine schonende Zubereitungsart, die sich gut für Fischsuppen oder –eintöpfe eignet.

Fisch stellt somit eine exzellente Wahl für Diabetiker Typ 2 dar, dank seines geringen Glykämischen Indexes, hochwertigen Proteinen und wichtigen Nährstoffen, die eine Vielzahl gesundheitlicher Vorteile bieten.

Flachsmehl

Glykämischer Index (GI): Unbekannt (generell sehr niedrig, da es hauptsächlich aus Ballaststoffen besteht)

Kohlenhydratgehalt: 29 g pro 100 g

Ballaststoffgehalt: 27 g pro 100 g

Protein: 18 g pro 100 g

Fettgehalt: 42 g pro 100 g (davon sind viele essentielle Omega-3-Fettsäuren)

Portionsgröße: 1 Esslöffel (ca. 7 g)

Glykämische Last (GL): Sehr niedrig

Besondere Vorteile:

- Reich an Ballaststoffen, was die Blutzuckerkontrolle unterstützt.

- Hoher Gehalt an Omega-3-Fettsäuren, die entzündungshemmende Eigenschaften haben.

- Enthält Lignane, die antioxidativ wirken und bei der Hormonausgleichung helfen können.

- Gute Quelle für pflanzliches Protein.

Empfohlene Zubereitungsarten:

- Zugabe zu Smoothies für eine cremige Konsistenz und zusätzlichen Nährwert.

- Einrühren in Joghurt oder Haferflocken.

- Verwenden als Ei-Ersatz in Backrezepten (1 Esslöffel Flachsmehl + 3 Esslöffel Wasser = 1 Ei).

- Einmischen in Teige und Teige für Brot, Kekse oder andere Backwaren, um deren Ernährungsprofil zu verbessern.

Frisée

Glykämischer Index (GI): 15 (niedrig)

Kohlenhydratgehalt: 3 g pro 100 g

Ballaststoffgehalt: 3 g pro 100 g

Protein: 1,5 g pro 100 g

Fettgehalt: 0,2 g pro 100 g

Portionsgröße: 1 Tasse roh (ca. 50 g)

Glykämische Last (GL): Sehr niedrig

Besondere Vorteile: Frisée ist besonders reich an Ballaststoffen, die eine gesunde Verdauung fördern und dazu beitragen können, den Blutzuckerspiegel zu stabilisieren. Es ist auch eine gute Quelle für Vitamin A, Vitamin C und Folsäure. Dank des hohen Wassergehalts kann Frisée zur Hydratation beitragen, und es enthält nur sehr wenige Kalorien, was es zu einer idealen Wahl für eine kalorienbewusste Ernährung macht.

Empfohlene Zubereitungsarten: Frisée kann roh in Salaten verwendet werden und passt gut zu einer Vielzahl von Dressings und Zutaten. Es kann auch leicht sautiert oder in Suppen und Eintöpfen verwendet werden, um eine zusätzliche Textur und Nährstoffwert zu bieten.

Frühlingszwiebeln

Glykämischer Index (GI): 15 (niedrig)

Kohlenhydratgehalt: 7,3 g pro 100 g

Ballaststoffgehalt: 2,6 g pro 100 g

Protein: 1,8 g pro 100 g

Fettgehalt: 0,2 g pro 100 g

Portionsgröße: 1 Tasse gehackt (ca. 100 g)

Glykämische Last (GL): Sehr niedrig

Besondere Vorteile: Frühlingszwiebeln sind eine gute Quelle für Vitamine A, C und K sowie Folsäure und Kalium. Sie enthalten Antioxidantien wie Quercetin, die entzündungshemmende Eigenschaften haben können. Zusätzlich können sie zur Stärkung des Immunsystems beitragen und die Verdauung unterstützen.

Empfohlene Zubereitungsarten: Frühlingszwiebeln können roh in Salaten, als Garnitur für Suppen und Eintöpfe, gebraten in Pfannengerichten oder gegrillt als Beilage verwendet werden.

Gerste

Glykämischer Index (GI): 25 (niedrig)

Kohlenhydratgehalt: 28 g pro 100 g

Ballaststoffgehalt: 17,3 g pro 100 g

Protein: 2,3 g pro 100 g

Fettgehalt: 2,1 g pro 100 g

Portionsgröße: 1 Tasse gekocht (ca. 157 g)

Glykämische Last (GL): Niedrig

Besondere Vorteile: Gerste ist reich an löslichen und unlöslichen Ballaststoffen, was die Verdauung fördert und das Sättigungsgefühl verlängert. Sie enthält auch wichtige Mineralien wie Magnesium, Mangan und Selen sowie B-Vitamine, die zur Aufrechterhaltung eines gesunden Stoffwechsels beitragen können. Der hohe Ballaststoffgehalt von Beta-Glucan kann helfen, den Blutzuckerspiegel zu regulieren und das LDL-Cholesterin zu senken.

Empfohlene Zubereitungsarten: Gerste kann als Beilage zu Hauptgerichten, in Suppen und Eintöpfen, als Zutat in Salaten oder als Basis für Frühstücksbrei verwendet werden. Kochen oder unter Druck kochen sind gängige Zubereitungsmethoden.

Gerste ist aufgrund ihres niedrigen glykämischen Index und ihrer hohen Ballaststoffwerte eine ausgezeichnete Wahl für Diabetiker Typ 2 und kann helfen, den Blutzuckerspiegel über den Tag hinweg stabil zu halten.

Granatapfel

Glykämischer Index (GI): 35 (niedrig)

Kohlenhydratgehalt: 19 g pro 100 g

Ballaststoffgehalt: 4 g pro 100 g

Protein: 1,7 g pro 100 g

Fettgehalt: 1,2 g pro 100 g

Portionsgröße: 1/2 Tasse Samen (ca. 87 g)

Glykämische Last (GL): Niedrig

Besondere Vorteile: Granatapfelkerne sind reich an Antioxidantien, insbesondere Polyphenolen, die helfen können, entzündliche Prozesse zu reduzieren. Sie sind auch eine gute Quelle für Vitamin C und K sowie für Kalium. Darüber hinaus können Granatapfelkerne die Herzgesundheit fördern und das Risiko für einige chronische Krankheiten verringern.

Empfohlene Zubereitungsarten: Roh als Snack, in Salaten, als Topping für Joghurt oder Müsli, oder als Zutat in Smoothies. Granatapfelsaft kann ebenfalls genossen werden, sollte aber wegen des höheren Zuckergehalts in Maßen konsumiert werden.

Grapefruit

Glykämischer Index (GI): 25 (niedrig)

Kohlenhydratgehalt: 8,1 g pro 100 g

Ballaststoffgehalt: 1,6 g pro 100 g

Protein: 0,8 g pro 100 g

Fettgehalt: 0,1 g pro 100 g

Portionsgröße: 1/2 mittelgroße Grapefruit (ca. 123 g)

Glykämische Last (GL): Sehr niedrig

Besondere Vorteile: Reich an Vitamin C, A und Antioxidantien, die Immunsystem stärken und Zellschäden reduzieren können. Zusätzlich trägt Grapefruit zur Förderung der Verdauung und zur Unterstützung eines gesunden Herz-Kreislauf-Systems bei.

Empfohlene Zubereitungsarten: Frisch als Snack, in Fruchtsalaten oder als Saft. Besonders köstlich in Kombination mit anderen Zitrusfrüchten oder in herzhaften Salaten für einen erfrischenden, sauren Geschmack.

Beachten: Grapefruit kann Wechselwirkungen mit bestimmten Medikamenten haben. Konsultieren Sie Ihren Arzt, wenn Sie regelmäßig Medikamente einnehmen.

Grünkern

Glykämischer Index (GI): 45 (niedrig bis mittel)

Kohlenhydratgehalt: ca. 72 g pro 100 g

Ballaststoffgehalt: ca. 9 g pro 100 g

Protein: ca. 15 g pro 100 g

Fettgehalt: ca. 2,5 g pro 100 g

Portionsgröße: 1/2 Tasse gekocht (ca. 90 g)

Glykämische Last (GL): Mittel

Besondere Vorteile: Grünkern ist eine Form von Dinkel, die in einem frühen Reifestadium geerntet und geröstet wird. Er ist reich an Ballaststoffen, die die Verdauung fördern und dabei helfen können, den Blutzuckerspiegel zu regulieren. Grünkern enthält außerdem wichtige Vitamine und Mineralstoffe wie Vitamin B1, Magnesium und Phosphor, die für einen gesunden Stoffwechsel unerlässlich sind. Er bietet auch eine gute Quelle für pflanzliches Protein und weist entzündungshemmende Eigenschaften auf.

Empfohlene Zubereitungsarten: Grünkern kann wie Reis oder Quinoa gekocht werden. Er eignet sich gut für herzhafte Gerichte wie Eintöpfe, Suppen, Aufläufe und Salate. Vor dem Kochen sollte Grünkern in Wasser eingeweicht werden, um die Garzeit zu verkürzen. Neben den traditionellen Gerichten kann Grünkern auch in Form von Grünkernmehl verwendet werden, um Brot und Backwaren herzustellen. Tipp: Experimentieren Sie mit Kräutern und Gewürzen, um den vollen Geschmack zu genießen und den gesundheitlichen Nutzen zu maximieren.

Grünkohl

Glykämischer Index (GI): 2 (sehr niedrig)

Kohlenhydratgehalt: 8,8 g pro 100 g

Ballaststoffgehalt: 2 g pro 100 g

Protein: 4,3 g pro 100 g

Fettgehalt: 0,9 g pro 100 g

Portionsgröße: 1 Tasse gehackt (ca. 67 g)

Glykämische Last (GL): Sehr niedrig

Besondere Vorteile: Grünkohl ist äußerst nährstoffreich und eine hervorragende Quelle für Vitamine A, C und K. Darüber hinaus enthält er eine gute Menge an Kalzium, Eisen und verschiedene Antioxidantien wie Carotinoide und Flavonoide, die das Risiko chronischer Erkrankungen mindern können. Der hohe Gehalt an Ballaststoffen trägt zur Blutzuckerregulierung bei, was besonders für Menschen mit Typ-2-Diabetes von Vorteil ist. Grünkohl kann auch entzündungshemmend wirken und unterstützt die Gesundheit des Herz-Kreislauf-Systems.

Empfohlene Zubereitungsarten: Grünkohl kann auf verschiedenste Weisen zubereitet werden, darunter Dämpfen, Blanchieren, Braten oder sogar Rohverzehr in Smoothies und Salaten. Um die Nährstoffe optimal zu erhalten, wird oft Dämpfen oder Rohverzehr bevorzugt.

Gurken

Glykämischer Index (GI): 15 (niedrig)

Kohlenhydratgehalt: 4 g pro 100 g

Ballaststoffgehalt: 0,5 g pro 100 g

Protein: 0,6 g pro 100 g

Fettgehalt: 0,1 g pro 100 g

Portionsgröße: 1 Tasse in Scheiben geschnitten (ca. 120 g)

Glykämische Last (GL): Sehr niedrig

Besondere Vorteile:

- Sehr kalorienarm und somit gut geeignet für Gewichtskontrolle, was bei Diabetes Typ 2 wichtig ist.

- Hoher Wassergehalt (ca. 95 %), was zur Hydratation beiträgt.

- Guter Lieferant von Vitamin K, das für die Blutgerinnung und Knochengesundheit wichtig ist.

- Enthält Antioxidantien wie Beta-Carotin und Flavonoide, die Entzündungen reduzieren können.

Empfohlene Zubereitungsarten:

- Roh im Salat oder als Snack.

- Eingelegt als Gurkenpickles (achten Sie auf den Zuckergehalt in der Lake).

- In Smoothies für zusätzliche Hydratation und Ernährung.

- Als Zusatz in Sandwiches und Wraps für zusätzlichen Crunch.

Gurken sind eine hervorragende Wahl für Menschen mit Typ-2-Diabetes, da sie den Blutzuckerspiegel nicht stark beeinflussen und vielfältig in der Ernährung verwendet werden können.

Haferflocken

Glykämischer Index (GI): 55 (mittlerer Bereich)

Kohlenhydratgehalt: 66 g pro 100 g

Ballaststoffgehalt: 10 g pro 100 g

Protein: 13 g pro 100 g

Fettgehalt: 7 g pro 100 g

Portionsgröße: 1/2 Tasse (ca. 40 g, ungekocht)

Glykämische Last (GL): Mittel bis hoch (abhängig von der Portionsgröße)

Besondere Vorteile:

- Reich an löslichen Ballaststoffen, insbesondere Beta-Glucan, welches helfen kann, den Blutzuckerspiegel zu stabilisieren und das LDL-Cholesterin zu senken.

- Gute Quelle für wichtige Mineralstoffe wie Mangan, Phosphor, Magnesium und Zink.

- Enthält eine moderate Menge an pflanzlichem Protein.

- Unterstützt durch die enthaltenen Ballaststoffe die Darmgesundheit und fördert ein langanhaltendes Sättigungsgefühl.

Empfohlene Zubereitungsarten:

- Klassisch als warmes Frühstück aus Haferbrei (Porridge) mit Wasser oder Milch (auch pflanzliche Milchoptionen möglich).

- Als Basis für Overnight Oats (über Nacht
  eingeweichte Haferflocken), kombiniert mit Joghurt,
  Früchten und Nüssen.

- In Smoothies für eine extra Portion Ballaststoffe und
  Nährstoffe.

- Zur Herstellung von hausgemachtem Müsli oder
  Granola, mit Nüssen, Samen und getrockneten
  Früchten.

- In Backwaren wie gesundheitsfördernden Keksen
  oder Energieriegeln.

Hinweis:

- Bei der Auswahl von Haferflocken ist es ratsam, auf
  möglichst unverarbeitete Produkte wie ganze
  Haferflocken oder grob geschnittenen Hafer zu
  setzen, da Instant-Haferflocken einen höheren GI
  aufweisen können.

- Haferflocken können für Menschen mit
  Glutenempfindlichkeit problematisch sein, wenn sie
  während der Verarbeitung kontaminiert wurden. Es
  sollte auf als glutenfrei zertifizierte Produkte
  geachtet werden, wenn dies ein potenzielles
  Problem darstellt.

Haferkleie

Glykämischer Index (GI): 55 (mittlerer Bereich)

Kohlenhydratgehalt: 58 g pro 100 g

Ballaststoffgehalt: 15 g pro 100 g

Protein: 17 g pro 100 g

Fettgehalt: 7 g pro 100 g

Portionsgröße: 1/3 Tasse (ca. 20 g)

Glykämische Last (GL): Mittel bis niedrig, je nach Portionsgröße

Besondere Vorteile: Haferkleie ist besonders reich an löslichen Ballaststoffen, insbesondere Beta-Glucan, das nachweislich den Blutzuckerspiegel stabilisieren und den Cholesterinspiegel senken kann. Sie enthält außerdem eine gute Menge an Protein und Eisen sowie weitere Mikronährstoffe wie Magnesium und Zink. Die hohen Ballaststoffgehalte fördern die Verdauungsgesundheit und können das Sättigungsgefühl erhöhen, was bei der Gewichtskontrolle hilfreich sein kann.

Empfohlene Zubereitungsarten: Haferkleie kann roh in Smoothies oder Joghurt gemischt, als Zutat in Backwaren wie Muffins und Brot verwendet oder zu Haferbrei gekocht werden. Auch als Topping für Suppen und Salate ist sie geeignet.

Hagebutten

Glykämischer Index (GI): Unbekannt (typischerweise sehr niedrig aufgrund des hohen Ballaststoffgehalts)

Kohlenhydratgehalt: Ca. 60 g pro 100 g (getrocknet)

Ballaststoffgehalt: Ca. 24 g pro 100 g (getrocknet)

Protein: Ca. 1,6 g pro 100 g

Fettgehalt: 0,3 g pro 100 g

Portionsgröße: 1 Esslöffel getrocknete Hagebutten (ca. 5 g)

Glykämische Last (GL): Unbekannt (vermutlich sehr niedrig aufgrund der geringen Portionsgröße und des hohen Ballaststoffgehalts)

Besondere Vorteile:

- Reich an Ballaststoffen, die die Blutzuckerkontrolle unterstützen und die Verdauung fördern können.

- Hervorragende Quelle für Vitamin C, das das Immunsystem stärkt und antioxidative Eigenschaften hat.

- Enthält Vitamin A, das gut für die Haut- und Augengesundheit ist.

- Enthält sekundäre Pflanzenstoffe wie Flavonoide, die entzündungshemmend und antioxidativ wirken können.

Empfohlene Zubereitungsarten: Getrocknete Hagebutten können zu Hagebuttentee verarbeitet werden, als Zutat in

Früchtetees, Pulver können in Smoothies, Joghurt oder Müsli gemischt werden. Auch als Zutat in Marmeladen und Gelees beliebt.

Haselnüsse

Glykämischer Index (GI): 15 (niedrig)

Kohlenhydratgehalt: 17 g pro 100 g

Ballaststoffgehalt: 9,7 g pro 100 g

Protein: 15 g pro 100 g

Fettgehalt: 61 g pro 100 g (höherer Anteil an einfach und mehrfach ungesättigten Fettsäuren)

Portionsgröße: Ungefähr 30 g (etwa eine Handvoll)

Glykämische Last (GL): Sehr niedrig

Besondere Vorteile:

- Hoher Gehalt an Ballaststoffen, die zur Verbesserung der Verdauung beitragen und das Sättigungsgefühl erhöhen können.

- Reich an Vitamin E, das antioxidative Eigenschaften hat und die Zellen vor Schäden schützen kann.

- Gute Quelle für Magnesium, das wichtig für die Blutzuckerkontrolle und die Nervenfunktion ist.

- Enthält gesunde Fette, insbesondere einfach und mehrfach ungesättigte Fettsäuren, die zur Herzgesundheit beitragen können.

- Besitzt Antioxidantien wie Phytosterole, die entzündungshemmende Eigenschaften haben.

Empfohlene Zubereitungsarten:

- Als Snack roh oder geröstet (ohne Salz).

- Gehackt oder gemahlen zum Verfeinern von Salaten, Joghurts oder Smoothies.

- In selbstgemachter Nussbutter.

- Als Bestandteil von Backwaren, wie zum Beispiel in Vollkornbrot oder Muffins, wobei der zugesetzte Zucker kontrolliert werden sollte.

Haselnüsse sind eine ausgezeichnete Ergänzung zur Ernährung von Menschen mit Typ-2-Diabetes, da sie einen sehr niedrigen Glykämischen Index und eine sehr niedrige Glykämische Last haben. Ihre reichhaltige Nährstoffzusammensetzung kann dabei helfen, den Blutzuckerspiegel zu stabilisieren und die allgemeine Gesundheit zu fördern.

Hefeflocken

Glykämischer Index (GI): 0 (niedrig)

Kohlenhydratgehalt: 9 g pro 100 g

Ballaststoffgehalt: 5 g pro 100 g

Protein: 50 g pro 100 g

Fettgehalt: 4 g pro 100 g

Portionsgröße: 2 Esslöffel (ca. 16 g)

Glykämische Last (GL): Sehr niedrig

Besondere Vorteile:

Hefeflocken sind eine hervorragende Quelle für B-Vitamine, insbesondere B12, die oft in vegetarischen und veganen Ernährungsweisen fehlen. Sie bieten eine hohe Menge an Protein und Ballaststoffen, was für die Sättigung und die Blutzuckerkontrolle von Vorteil ist. Sie enthalten zudem wichtige Mineralstoffe wie Zink, Magnesium und Eisenspuren. Die enthaltenen Antioxidantien können dazu beitragen, oxidative Schäden zu vermindern und das Immunsystem zu stärken.

Empfohlene Zubereitungsarten:

Hefeflocken können vielseitig eingesetzt werden. Sie eignen sich hervorragend als Streuzutat über Salate, Suppen und Eintöpfe oder können in Soßen, Dressings und Brotaufstrichen verwendet werden. Auch als Käseersatz in veganen Rezepten, beispielsweise über Nudelgerichten oder in einer veganen Käse-Sauce, sind sie eine beliebte Wahl.

Heidelbeeren

Glykämischer Index (GI): 53 (moderater Bereich)

Kohlenhydratgehalt: 14,5 g pro 100 g

Ballaststoffgehalt: 2,4 g pro 100 g

Protein: 0,7 g pro 100 g

Fettgehalt: 0,3 g pro 100 g

Portionsgröße: 1 Tasse (ca. 150 g)

Glykämische Last (GL): Moderat

Besondere Vorteile: Heidelbeeren sind reich an Antioxidantien, insbesondere Anthocyane, die helfen können, Zellschäden zu reduzieren. Sie enthalten zudem hohe Mengen an Vitamin C, Vitamin K und Mangan. Heidelbeeren können entzündungshemmende Eigenschaften haben und die kardiovaskuläre Gesundheit unterstützen.

Empfohlene Zubereitungsarten: Frisch als Snack, in Smoothies, Joghurt oder Haferflocken, in Salaten oder als Teil von zuckerarmen Desserts.

Himbeeren

Glykämischer Index (GI): 32 (niedrig)

Kohlenhydratgehalt: 12 g pro 100 g

Ballaststoffgehalt: 6,5 g pro 100 g

Protein: 1,2 g pro 100 g

Fettgehalt: 0,7 g pro 100 g

Portionsgröße: 1 Tasse (ca. 125 g)

Glykämische Last (GL): Niedrig

Besondere Vorteile: Himbeeren sind reich an Ballaststoffen, Vitaminen C und K, und Antioxidantien.

Diese Beeren enthalten zudem Anthocyane, welche entzündungshemmende Eigenschaften haben und das Risiko von Herzerkrankungen verringern können. Ihre hohe Ballaststoffdichte fördert zudem die Verdauung und kann helfen, Blutzuckerschwankungen zu minimieren, was für Diabetiker von Vorteil ist.

Empfohlene Zubereitungsarten: Frisch als Snack, im Joghurt oder Müsli, in Smoothies oder Salaten, auch als Topping für Desserts.

Hirse

Glykämischer Index (GI): 71 (mittel)

Kohlenhydratgehalt: 73 g pro 100 g

Ballaststoffgehalt: 8,5 g pro 100 g

Protein: 11 g pro 100 g

Fettgehalt: 4,2 g pro 100 g

Portionsgröße: 1 Tasse gekocht (ca. 174 g)

Glykämische Last (GL): Mittel

Besondere Vorteile: Hirse ist glutenfrei und reich an Ballaststoffen, Magnesium, Eisen und Antioxidantien. Sie unterstützt die Verdauung und kann das Herz-Kreislauf-System schützen. Hirse hat einen niedrigen Fettgehalt, aber einen hohen Anteil an pflanzlichem Eiweiß, was sie zu einer wertvollen Ergänzung für eine ausgewogene Ernährung macht.

Empfohlene Zubereitungsarten: Kochen und als Beilage servieren, in Salaten, als Brei oder in Form von Hirseflocken im Müsli.

Hirse kann eine gesunde und nahrhafte Ergänzung für Diabetiker Typ 2 sein, sollte jedoch in Maßen genossen werden, da sie einen mittleren glykämischen Index aufweist.

Honigmelone

Glykämischer Index (GI): 65 (mittel)

Kohlenhydratgehalt: 8 g pro 100 g

Ballaststoffgehalt: 0,9 g pro 100 g

Protein: 0,5 g pro 100 g

Fettgehalt: 0,1 g pro 100 g

Portionsgröße: 1 Tasse gewürfelt (ca. 160 g)

Glykämische Last (GL): Mittel

Besondere Vorteile: Hoher Wassergehalt, liefert wichtige Vitamine wie Vitamin C und Vitamin A, gute Quelle von Elektrolyten wie Kalium und Magnesium, was besonders während der heißen Sommermonate hilfreich sein kann.

Empfohlene Zubereitungsarten: Frisch als Snack, in Obstsalaten, als Bestandteil von Smoothies oder als erfrischende Zutat in herzhaften Gerichten wie kalten Gazpacho-Suppen oder Salaten.

Hinweis für Diabetiker Typ 2: Da Honigmelonen einen höheren glykämischen Index besitzen, sollten sie in Maßen und vorzugsweise in Kombination mit eiweißreichen und ballaststoffreichen Lebensmitteln verzehrt werden, um eine schnelle Erhöhung des Blutzuckerspiegels zu vermeiden.

Hummus (ohne Zuckerzusatz)

Glykämischer Index (GI): 6 (sehr niedrig)

Kohlenhydratgehalt: 14,3 g pro 100 g

Ballaststoffgehalt: 6,0 g pro 100 g

Protein: 7,9 g pro 100 g

Fettgehalt: 9,6 g pro 100 g

Portionsgröße: 2 Esslöffel (ca. 30 g)

Glykämische Last (GL): Sehr niedrig

Besondere Vorteile: Hummus ist eine hervorragende Quelle für pflanzliches Protein und Ballaststoffe, was zur Sättigung beitragen kann. Außerdem enthält er gesunde Fette, die aus Olivenöl und Sesampaste (Tahini) stammen, was gut für das Herz-Kreislauf-System ist. Hummus enthält auch verschiedene Vitamine und Mineralien wie Eisen, Magnesium und B-Vitamine. Durch die Ballaststoffe kann Hummus helfen, den Blutzuckerspiegel zu stabilisieren, was besonders vorteilhaft für Menschen mit Typ-2-Diabetes ist.

Empfohlene Zubereitungsarten: Hummus kann als Dip für Gemüse oder Vollkornprodukte verwendet werden, als Aufstrich für Sandwiches oder Wraps, oder als Beilage zu

verschiedenen Gerichten wie gebratenem Gemüse oder
Salaten.

Hähnchenbrust

Glykämischer Index (GI): 0 (kein Einfluss auf den
Blutzuckerspiegel)

Kohlenhydratgehalt: 0 g pro 100 g

Ballaststoffgehalt: 0 g pro 100 g

Protein: 31 g pro 100 g

Fettgehalt: 3,6 g pro 100 g

Portionsgröße: 1 kleine Hähnchenbrust, gekocht (ca. 100-
150 g)

Glykämische Last (GL): Sehr niedrig

Besondere Vorteile: Hähnchenbrust ist eine
hervorragende Quelle für mageres Protein, was wichtig für
den Muskelaufbau und die Erhaltung der Muskelmasse ist.
Sie ist arm an gesättigten Fetten und enthält keinerlei
Kohlenhydrate, was sie besonders vorteilhaft für Menschen
mit Typ-2-Diabetes macht, die ihre Blutzuckerwerte
kontrollieren müssen. Zudem liefert sie wichtige Nährstoffe
wie B-Vitamine (vor allem Niacin und Vitamin B6).

Empfohlene Zubereitungsarten: Grillen, Backen, Dämpfen
oder Kochen. Verwenden Sie minimal Öl und bevorzugen
Sie gesunde Zubereitungsmethoden, um zusätzlichen
Fettgehalt zu vermeiden. Sie können die Hähnchenbrust
auch in Salaten, Suppen oder Eintöpfen verwenden. Achten

Sie darauf, sie nicht zu panieren oder in stark zuckerhaltigen Marinaden einzulegen, um die gesundheitlichen Vorteile zu maximieren.

Hüttenkäse (fettarm)

Glykämischer Index (GI): 10 (sehr niedrig)

Kohlenhydratgehalt: 3,4 g pro 100 g

Ballaststoffgehalt: 0 g pro 100 g

Protein: 11,1 g pro 100 g

Fettgehalt: 1,2 g pro 100 g

Portionsgröße: 1/2 Tasse (ca. 100 g)

Glykämische Last (GL): Sehr niedrig

Besondere Vorteile:

- Reich an Protein, unterstützt den Muskelaufbau und die Erholung.

- Niedriger Fettgehalt, ideal für eine kalorienbewusste Ernährung.

- Gute Quelle für Kalzium, wichtig für starke Knochen und Zähne.

Empfohlene Zubereitungsarten:

- Direkt verzehrfertig, ideal als Snack.

- Kann mit Gemüse oder Früchten kombiniert werden.

- Verwendbar in Salaten oder als Füllung in Vollkornwraps.

Ingwer

Glykämischer Index (GI): ~15 (niedrig)

Kohlenhydratgehalt: 18 g pro 100 g

Ballaststoffgehalt: 2 g pro 100 g

Protein: 1,8 g pro 100 g

Fettgehalt: 0,8 g pro 100 g

Portionsgröße: 1 Teelöffel frisch gerieben (ca. 2 g)

Glykämische Last (GL): Sehr niedrig

Besondere Vorteile: Ingwer ist bekannt für seine entzündungshemmenden und antioxidativen Eigenschaften. Er kann helfen, den Blutzuckerspiegel zu regulieren und die Insulinempfindlichkeit zu verbessern. Darüber hinaus wirkt Ingwer verdauungsfördernd und kann Übelkeit lindern.

Empfohlene Zubereitungsarten: Frisch gerieben oder in Scheiben geschnitten als Zusatz zu Tee, Smoothies, Suppen oder Currys. Auch als getrocknetes Pulver in Gewürzmischungen oder in gebäck beinhaltet.

Ingwer ist ein vielseitiges und gesundes Gewürz, das sich hervorragend in die Ernährung von Menschen mit Typ-2-Diabetes integrieren lässt. Er kann helfen, den Blutzuckerspiegel in Balance zu halten und bietet gleichzeitig zahlreiche gesundheitliche Vorteile.

Isoflavone (aus Sojabohnen)

Glykämischer Index (GI): 14 (niedrig)

Kohlenhydratgehalt: 9,9 g pro 100 g

Ballaststoffgehalt: 6 g pro 100 g

Protein: 36,5 g pro 100 g

Fettgehalt: 20 g pro 100 g

Portionsgröße: 1/2 Tasse (ca. 90 g)

Glykämische Last (GL): Sehr niedrig

Besondere Vorteile: Isoflavone sind eine Klasse von Phytoöstrogenen, die in Sojabohnen vorkommen. Sie sind bekannt für ihre antioxidativen Eigenschaften und ihre Fähigkeit, Entzündungen zu reduzieren. Isoflavone können auch zur Verbesserung der Insulinsensitivität beitragen und somit helfen, den Blutzuckerspiegel zu regulieren. Darüber hinaus haben sie potenzielle Schutzwirkungen gegen Herz-Kreislauf-Erkrankungen und Osteoporose.

Empfohlene Zubereitungsarten: Sojabohnen können vielfältig zubereitet werden, z. B. als Tofu, Tempeh, Miso oder Sojamilch. Sie eignen sich auch hervorragend als Ergänzung zu Suppen, Salaten oder als Beilage zu Hauptgerichten.

Jackfrucht

Glykämischer Index (GI): 50 (mittel)

Kohlenhydratgehalt: 23 g pro 100 g

Ballaststoffgehalt: 1,5 g pro 100 g

Protein: 1,7 g pro 100 g

Fettgehalt: 0,3 g pro 100 g

Portionsgröße: 1 Tasse (ca. 165 g)

Glykämische Last (GL): Mittel

Besondere Vorteile: Jackfrucht ist reich an Vitamin C, Vitamin A, Magnesium und Kalium. Sie enthält auch Antioxidantien, die zur Bekämpfung freier Radikale beitragen können. Darüber hinaus kann die Jackfrucht durch ihren hohen Gehalt an Ballaststoffen zu einer besseren Verdauung beitragen.

Empfohlene Zubereitungsarten: Jackfrucht kann roh verzehrt werden, ist aber auch eine beliebte Zutat in Currys, Chutneys und Salaten. Sie kann in herzhaften Gerichten als Fleischersatz verwendet werden, besonders in veganen und vegetarischen Rezepten.

Jicama (Mexikanische Yamswurzel)

Glykämischer Index (GI): 15 (niedrig)

Kohlenhydratgehalt: 9 g pro 100 g

Ballaststoffgehalt: 5 g pro 100 g

Protein: 1 g pro 100 g

Fettgehalt: 0,1 g pro 100 g

Portionsgröße: 1 Tasse roh (ca. 130 g)

Glykämische Last (GL): Sehr niedrig

Besondere Vorteile:

Jicama ist reich an Ballaststoffen, insbesondere Inulin,
einem präbiotischen Ballaststoff, der die Darmgesundheit
unterstützen kann. Sie enthält auch Vitamin C, das das
Immunsystem stärkt, sowie Kalium, das die Regulierung des
Blutdrucks unterstützt. Diese Wurzelknolle ist zudem
kalorienarm, was sie zu einer guten Wahl für Diabetiker
macht, die ihr Gewicht kontrollieren möchten.

Empfohlene Zubereitungsarten:

Jicama kann roh in Salaten oder als gesunder Snack
verzehrt werden. Sie kann auch in Gemüsepfannen, Suppen
oder Eintöpfen verwendet werden. Eine weitere beliebte
Methode ist das Schneiden in Stifte und Würzen mit
Limettensaft und Chili für einen erfrischenden und pikanten
Snack.

Joghurt (natur, ungesüßt, fettarm)

Glykämischer Index (GI): 14 (niedrig)

Kohlenhydratgehalt: 6 g pro 100 g

Ballaststoffgehalt: 0 g pro 100 g

Protein: 10 g pro 100 g

Fettgehalt: 1,5 g pro 100 g

Portionsgröße: 1 Becher (ca. 150 g)

Glykämische Last (GL): Sehr niedrig

Besondere Vorteile:

- Reich an Probiotika, die die Darmgesundheit unterstützen können.

- Enthält Calcium und Vitamin D, die für die Knochengesundheit wichtig sind.

- Gute Quelle für hochwertiges Protein, das beim Muskelaufbau und -erhalt hilft.

- Kann helfen, den Blutzuckerspiegel stabil zu halten.

Empfohlene Zubereitungsarten:

- Pur als Snack oder Frühstück.

- Als Basis für Smoothies, gemischt mit frischen oder gefrorenen Früchten.

- In Dressings oder Saucen für zusätzliche Cremigkeit und Probiotika.

- Gemischt mit Nüssen und Samen für zusätzlichen Geschmack und Textur.

Johannisbeeren (schwarz, rot, weiß)

Glykämischer Index (GI): 22-24 (niedrig)

Kohlenhydratgehalt: 6-10 g pro 100 g (je nach Sorte)

Ballaststoffgehalt: 4-5 g pro 100 g

Protein: 1-1,5 g pro 100 g

Fettgehalt: 0,3-0,5 g pro 100 g

Portionsgröße: 1 Tasse (ca. 112 g)

Glykämische Last (GL): Sehr niedrig

Besondere Vorteile:

- Reich an Ballaststoffen, die die Verdauung unterstützen und ein längeres Sättigungsgefühl fördern.

- Hoher Vitamin-C-Gehalt, besonders in schwarzen Johannisbeeren, unterstützt das Immunsystem.

- Enthalten eine Vielzahl von Antioxidantien, darunter Anthocyane in schwarzen Johannisbeeren, welche entzündungshemmende Eigenschaften haben und die Gesundheit der Blutgefäße fördern können.

- Quelle von Vitamin K und Mangan, die für gesunde Knochen und Blutgerinnung wichtig sind.

Empfohlene Zubereitungsarten:

- Frisch als Snack oder im Obstsalat.

- Eingemacht als Marmelade mit wenig oder keinem Zuckerzusatz.

- In Smoothies, um einen nährstoffreichen und erfrischenden Charakter hinzuzufügen.

- Als Topping für Joghurt, Haferflocken oder Müsli.

- Zum Verfeinern von herzhaften Gerichten wie Sauerkraut oder Fleischsoßen, um eine säuerlich-fruchtige Note zu erreichen.

Kakao (ungesüßt)

Glykämischer Index (GI): 20-25 (niedrig)

Kohlenhydratgehalt: 58 g pro 100 g

Ballaststoffgehalt: 33 g pro 100 g

Protein: 19,6 g pro 100 g

Fettgehalt: 11 g pro 100 g

Portionsgröße: 1 EL (ca. 10 g)

Glykämische Last (GL): Sehr niedrig

Besondere Vorteile:

- **Reich an Ballaststoffen:** Unterstützt die Verdauung und kann helfen, den Blutzuckerspiegel zu stabilisieren.

- **Enthält Flavonoide:** Diese Antioxidantien können Entzündungen reduzieren und zur Herzgesundheit beitragen.

- **Magnesiumquelle:** Unterstützt die Muskelfunktion und den Energiestoffwechsel.

- **Stimmungsfördernde Wirkung:** Theobromin und Phenylethylamin können die Stimmung verbessern.

-

Empfohlene Zubereitungsarten:

- **In Smoothies:** Um den Nährwert zu erhöhen und eine schokoladige Note hinzuzufügen.

- **In Backwaren:** Für eine gesündere Alternative zu gesüßtem Kakao in Muffins, Brownies oder Keksen.

- **Als heißes Getränk:** Ungesüßter Kakao mit einer Alternative wie Stevia oder einem anderen Süßstoff.

- **In Joghurts oder Haferflocken:** Für einen schokoladigen Geschmack mit zusätzlichen Nährstoffen.

Kakao (ungesüßt) ist eine ausgezeichnete Zutat für Diabetiker Typ 2, die eine gesunde, schmackhafte und nährstoffreiche Ergänzung zu ihrer Ernährung suchen.

Kakaobohnen (rohe)

Glykämischer Index (GI): 20 (niedrig)

Kohlenhydratgehalt: 57 g pro 100 g

Ballaststoffgehalt: 33 g pro 100 g

Protein: 13 g pro 100 g

Fettgehalt: 49 g pro 100 g

Portionsgröße: 1 Esslöffel (ca. 15 g)

Glykämische Last (GL): Niedrig bis moderat

Besondere Vorteile: Kakaobohnen sind reich an Ballaststoffen und Antioxidantien, insbesondere

Flavonoiden, die zur Verbesserung der Insulinsensitivität beitragen können. Sie enthalten auch Magnesium, Eisen und andere Mineralstoffe, die wichtig für die allgemeine Gesundheit sind. Rohkakao kann helfen, den Blutdruck zu senken und die kardiovaskuläre Gesundheit zu fördern, was besonders für Diabetiker von Vorteil sein kann.

Empfohlene Zubereitungsarten: Kakaobohnen können roh verzehrt werden, beispielsweise als Snack oder gemischt in Smoothies und Shakes. Auch als Zutaten in Backwaren oder Desserts sind sie beliebt. Um die gesundheitlichen Vorteile zu maximieren, sollte man rohe oder minimal verarbeitete Formen bevorzugen.

Kakaopulver (ungesüßt)

Glykämischer Index (GI): 20 (niedrig)

Kohlenhydratgehalt: 57 g pro 100 g

Ballaststoffgehalt: 33 g pro 100 g

Protein: 20 g pro 100 g

Fettgehalt: 11 g pro 100 g

Portionsgröße: 1 Esslöffel (ca. 5 g)

Glykämische Last (GL): Sehr niedrig

Besondere Vorteile: Kakaopulver ist reich an Ballaststoffen, Magnesium, Eisen und Antioxidantien, insbesondere Flavonoide. Diese fördern die Herzgesundheit, verbessern die Insulinsensitivität und reduzieren das Risiko von Entzündungen.

Empfohlene Zubereitungsarten: Kann zu Smoothies, Joghurt, Haferflocken oder Backwaren hinzugefügt werden, um Geschmack und Nährstoffgehalt zu verbessern. Ideal in Kombination mit Lebensmitteln, die keine zusätzlichen Zucker enthalten.

Kaktusfeigen

Glykämischer Index (GI): 7 (sehr niedrig)

Kohlenhydratgehalt: 9 g pro 100 g

Ballaststoffgehalt: 5 g pro 100 g

Protein: 0,5 g pro 100 g

Fettgehalt: 0,1 g pro 100 g

Portionsgröße: 1 Tasse (ca. 140 g)

Glykämische Last (GL): Sehr niedrig

Besondere Vorteile:

- Reich an Ballaststoffen, die die Verdauung fördern und zur Stabilisierung des Blutzuckerspiegels beitragen.

- Hoher Gehalt an Vitamin C und Antioxidantien, die das Immunsystem stärken und Zellschäden durch freie Radikale vorbeugen können.

- Enthält Betalain, ein Antioxidans, das entzündungshemmende Eigenschaften besitzt.

- Kann durch seinen hohen Wassergehalt zur Hydratation beitragen.

Empfohlene Zubereitungsarten:

- Frisch, als Snack oder im Obstsalat.

- In Smoothies, um eine cremige Textur und natürliche Süße zu erzeugen.

- Als Zutat in Salsas oder pikanten Gerichten für eine exotische Note.

Kalettes (Grünkohl-Rosenkohl-Hybride)

Glykämischer Index (GI): Nicht eindeutig ausgewiesen, vermutlich sehr niedrig aufgrund des geringen Kohlenhydratgehalts.

Kohlenhydratgehalt: Ungefähr 3-4 g pro 100 g (Schätzung basierend auf ähnlichen grünen Blattgemüsen)

Ballaststoffgehalt: Ungefähr 3-4 g pro 100 g (Schätzung, da sowohl Grünkohl als auch Rosenkohl ballaststoffreich sind)

Protein: Etwa 3 g pro 100 g

Fettgehalt: 0,5 g pro 100 g

Portionsgröße: 1 Tasse (ca. 100-150 g)

Glykämische Last (GL): Sehr niedrig

Besondere Vorteile: Kalettes kombinieren die gesundheitlichen Vorteile von Grünkohl und Rosenkohl. Sie sind reich an Ballaststoffen, Vitaminen C und K sowie an Antioxidantien. Diese Nährstoffe unterstützen das Immunsystem, fördern die Knochengesundheit und können Entzündungen reduzieren.

Empfohlene Zubereitungsarten: Dämpfen, blachieren, in Salaten roh genießen oder leicht sautieren, können auch als Beilage oder in Pfannengerichten verwendet werden.

Kamut

Glykämischer Index (GI): 45 (mittel)

Kohlenhydratgehalt: 65 g pro 100 g

Ballaststoffgehalt: 8 g pro 100 g

Protein: 14 g pro 100 g

Fettgehalt: 2 g pro 100 g

Portionsgröße: 1 Tasse gekocht (ca. 160 g)

Glykämische Last (GL): Mittel

Besondere Vorteile: Kamut ist ein altes Getreide, das reich an Proteinen, Ballaststoffen und wichtigen Mineralstoffen wie Magnesium, Zink und Eisen ist. Es hat einen nussigen Geschmack und bietet mehr Proteine und Nährstoffe als herkömmlicher Weizen. Dank seines niedrigen Gehalts an Gluten ist es oft besser verträglich als moderne Weizensorten.

Empfohlene Zubereitungsarten: Kamut kann ähnlich wie Reis oder Quinoa gekocht werden. Er eignet sich hervorragend für Salate, als Beilage zu Hauptgerichten oder als Basis für Getreidegerichte. Ebenfalls kann Kamut zu Mehl verarbeitet und in Backwaren verwendet werden.

Karotten

Glykämischer Index (GI): 35-49 (niedrig bis mittel)

Kohlenhydratgehalt: 10 g pro 100 g

Ballaststoffgehalt: 2,8 g pro 100 g

Protein: 0,9 g pro 100 g

Fettgehalt: 0,2 g pro 100 g

Portionsgröße: 1 Tasse gehackt (ca. 130 g)

Glykämische Last (GL): Niedrig

Besondere Vorteile:

Karotten sind reich an Beta-Carotin, das im Körper zu Vitamin A umgewandelt wird und zur Erhaltung der Augengesundheit beiträgt. Sie enthalten auch eine Vielzahl von Antioxidantien, einschließlich der Polyphenole, die entzündungshemmende Eigenschaften haben. Darüber hinaus sind Karotten eine gute Quelle für Ballaststoffe, was die Verdauung fördern und zur Regulierung des Blutzuckerspiegels beitragen kann. Ihr niedriger bis mittlerer Glykämischer Index macht sie geeignet für eine Diabetiker-Diät.

Empfohlene Zubereitungsarten: Karotten können auf verschiedene Weise genossen werden. Sie können roh als Snack oder in Salaten gegessen werden. Auch das Dämpfen oder Kochen ist eine beliebte Möglichkeit, um sie als Beilage zu servieren. Gebacken oder geröstet werden Karotten zu einer köstlichen und nährstoffreichen Beilage. Zudem können sie in Suppen, Eintöpfen und vielen anderen Gerichten verwendet werden.

Kichererbsen

Glykämischer Index (GI): 28-32 (niedrig)

Kohlenhydratgehalt: 27 g pro 100 g (gekocht)

Ballaststoffgehalt: 7,6 g pro 100 g (gekocht)

Protein: 8,9 g pro 100 g (gekocht)

Fettgehalt: 2,6 g pro 100 g (gekocht)

Portionsgröße: 1 Tasse gekocht (ca. 164 g)

Glykämische Last (GL): Niedrig

Besondere Vorteile: Kichererbsen sind reich an Ballaststoffen und pflanzlichem Protein, was zu einem anhaltenden Sättigungsgefühl beiträgt und den Blutzuckerspiegel stabilisieren kann. Sie enthalten auch wertvolle Mikronährstoffe wie Folsäure, Eisen, Magnesium und Zink. Die Ballaststoffe in Kichererbsen fördern eine gesunde Verdauung und können helfen, das Risiko von Herzkrankheiten zu reduzieren.

Empfohlene Zubereitungsarten: Kichererbsen können vielseitig verwendet werden, zum Beispiel in Salaten, Eintöpfen, Suppen oder als Basis für Hummus. Sie können auch geröstet als gesunder Snack gegessen werden. Wenn sie aus der Dose verwendet werden, sollten sie gut abgespült werden, um den Natriumgehalt zu reduzieren.

Kirschen

Glykämischer Index (GI): 22 (niedrig)

Kohlenhydratgehalt: 16 g pro 100 g

Ballaststoffgehalt: 2 g pro 100 g

Protein: 1 g pro 100 g

Fettgehalt: 0,3 g pro 100 g

Portionsgröße: 1 Tasse entsteint (ca. 154 g)

Glykämische Last (GL): Niedrig

Besondere Vorteile: Kirschen sind reich an Antioxidantien, insbesondere Anthocyanen, die entzündungshemmende Eigenschaften haben. Sie enthalten zudem Vitamin C, Kalium und Melatonin, was zur Regulierung des Schlafes beitragen kann. Kirschen können durch ihre antioxidative Wirkung zur Reduktion oxidativen Stresses beitragen, und ihre entzündungshemmende Wirkung kann das Risiko für bestimmte chronische Krankheiten, einschließlich Herz-Kreislauf-Erkrankungen, verringern.

Empfohlene Zubereitungsarten: Frisch und roh als Snack, in Obstsalaten, Smoothies oder auch als Zutat in Desserts.

Kirschen können ebenfalls gekocht und in Soßen oder als Beilage verwendet werden.

Kiwano

Glykämischer Index (GI): 40 (niedrig)

Kohlenhydratgehalt: 8 g pro 100 g

Ballaststoffgehalt: 2 g pro 100 g

Protein: 1,8 g pro 100 g

Fettgehalt: 1,3 g pro 100 g

Portionsgröße: 1 Frucht (ca. 200 g)

Glykämische Last (GL): Niedrig

Besondere Vorteile: Kiwano, auch bekannt als Horngurke oder afrikanische Hornmelone, ist reich an Ballaststoffen, Vitamin C und verschiedenen Mineralstoffen wie Magnesium und Eisen. Außerdem enthält es Antioxidantien und hat einen hohen Wassergehalt, was zur Hydratation beiträgt.

Empfohlene Zubereitungsarten: Kiwano kann roh gegessen werden, indem man die Frucht in der Mitte aufschneidet und das geleeartige Fruchtfleisch mit einem Löffel herausschöpft. Es kann auch als Zutat in Obstsalaten, Smoothies oder als Dekoration für Desserts verwendet werden.

Kiwi

Glykämischer Index (GI): 50 (mittel)

Kohlenhydratgehalt: 14 g pro 100 g

Ballaststoffgehalt: 3 g pro 100 g

Protein: 1,1 g pro 100 g

Fettgehalt: 0,5 g pro 100 g

Portionsgröße: 1 Stück (ca. 75 g)

Glykämische Last (GL): Niedrig

Besondere Vorteile: Reich an Ballaststoffen, Vitaminen C, E und K. Kiwis sind ebenfalls eine gute Quelle für Folsäure, Kalium und Antioxidantien, die zur Reduzierung von oxidativem Stress beitragen können. Sie können das Immunsystem stärken und die Verdauung fördern.

Empfohlene Zubereitungsarten: Frisch verzehren, in Obstsalaten, Smoothies oder als Topping für Joghurt.

Die Kiwi ist eine hervorragende Wahl für Menschen mit Typ-2-Diabetes, da sie über einen moderaten GI, jedoch eine niedrige glykämische Last verfügt. Der hohe Ballaststoffgehalt kann helfen, den Blutzuckerspiegel zu stabilisieren und das Risiko von Blutzuckerspitzen zu minimieren. Kiwis sind nicht nur köstlich und erfrischend, sondern bieten auch bedeutende gesundheitliche Vorteile, die weit über ihre geringen Auswirkungen auf den Blutzucker hinausgehen.

Knoblauch

Glykämischer Index (GI): 0 (sehr niedrig)

Kohlenhydratgehalt: 33 g pro 100 g

Ballaststoffgehalt: 2,1 g pro 100 g

Protein: 6,4 g pro 100 g

Fettgehalt: 0,5 g pro 100 g

Portionsgröße: 1 Zehe (ca. 3 g)

Glykämische Last (GL): Sehr niedrig

Besondere Vorteile: Knoblauch hat zahlreiche gesundheitliche Vorteile. Er enthält bioaktive Verbindungen wie Allicin, die als starke Antioxidantien wirken und entzündungshemmende Eigenschaften besitzen. Knoblauch kann dazu beitragen, den Blutzucker zu senken und die Insulinempfindlichkeit zu verbessern, was für Diabetiker besonders vorteilhaft ist. Darüber hinaus hat Knoblauch antimikrobielle und herzschützende Eigenschaften, was zu einer allgemeinen Verbesserung der kardiovaskulären Gesundheit führen kann.

Empfohlene Zubereitungsarten: Knoblauch kann roh, gehackt oder gepresst als Würzmittel verwendet werden. Er eignet sich hervorragend zum Anbraten in Öl, als Zutat in Suppen, Eintöpfen, Dressings und Marinaden. Viele Köche fügen ihn auch in Ofengerichte oder Pasta-Saucen hinzu, um den Geschmack zu verstärken.

Kohlrabi

Glykämischer Index (GI): 20 (niedrig)

Kohlenhydratgehalt: 6,2 g pro 100 g

Ballaststoffgehalt: 3,6 g pro 100 g

Protein: 1,7 g pro 100 g

Fettgehalt: 0,1 g pro 100 g

Portionsgröße: 1 Tasse gehackt (ca. 135 g)

Glykämische Last (GL): Sehr niedrig

Besondere Vorteile: Kohlrabi ist reich an Ballaststoffen, was die Verdauung unterstützt und zur Blutzuckerkontrolle beiträgt. Außerdem ist es eine ausgezeichnete Quelle für Vitamin C, das das Immunsystem stärkt und entzündungshemmende Eigenschaften hat. Zusätzlich enthält Kohlrabi Vitamin B6, Kalium und Magnesium, die zur allgemeinen Gesundheit beitragen.

Empfohlene Zubereitungsarten: Kohlrabi kann roh in Salaten verzehrt werden, wodurch die knusprige Textur und der leicht süßliche Geschmack zur Geltung kommen. Er eignet sich auch hervorragend zum Dünsten, Braten oder als Zutat in Suppen und Eintöpfen. Kohlrabi kann auch in Pürees verwendet oder in Scheiben geschnitten und als Snack mit einem gesunden Dip serviert werden.

Kokosmehl

Glykämischer Index (GI): 51 (mittel)

Kohlenhydratgehalt: 18 g pro 100 g

Ballaststoffgehalt: 38 g pro 100 g

Protein: 19 g pro 100 g

Fettgehalt: 14 g pro 100 g

Portionsgröße: 1/4 Tasse (ca. 30 g)

Glykämische Last (GL): Niedrig

Besondere Vorteile: Kokosmehl ist reich an Ballaststoffen, was die Verdauung fördert und für eine länger anhaltende Sättigung sorgt. Es enthält auch gesunde Fette, die den Cholesterinspiegel positiv beeinflussen können, sowie Proteine, die beim Muskelaufbau unterstützen. Des Weiteren bringt Kokosmehl einen angenehmen Kokosgeschmack in Ihre Gerichte und hat weniger Kohlenhydrate im Vergleich zu herkömmlichem Weizenmehl, was es zu einer ausgezeichneten Option für Diabetiker Typ 2 macht.

Empfohlene Zubereitungsarten: Kokosmehl kann vielfältig verwendet werden. Es eignet sich hervorragend zum Backen von Brot, Kuchen und Muffins, aber auch zum Andicken von Soßen und Suppen. Es nimmt jedoch mehr Flüssigkeit auf als herkömmliches Mehl, daher sollten Sie die Flüssigkeitsmenge in Ihren Rezepten entsprechend anpassen.

Kokosmilch (ungesüßt)

Glykämischer Index (GI): 40 (niedrig)

Kohlenhydratgehalt: 2,7 g pro 100 ml

Ballaststoffgehalt: Spuren

Protein: 2,3 g pro 100 ml

Fettgehalt: 17,3 g pro 100 ml

Portionsgröße: 1 Tasse (ca. 240 ml)

Glykämische Last (GL): Niedrig

Besondere Vorteile: Ungesüßte Kokosmilch ist reich an mittelkettigen Triglyceriden (MCTs), die leicht verdaulich sind und schnell in Energie umgewandelt werden können. Sie enthält zudem Eisen, Magnesium und Kalium, die zur allgemeinen Gesundheit beitragen. Kokosmilch bietet außerdem eine cremige Konsistenz und natürlichen Geschmack, der viele Gerichte verfeinern kann.

Empfohlene Zubereitungsarten: Kann in Smoothies, Suppen, Curry-Gerichten, Desserts oder als Milchalternative in Kaffee und Tee verwendet werden.

Kokosnuss

Glykämischer Index (GI): Sehr niedrig

Kohlenhydratgehalt: 15 g pro 100 g

Ballaststoffgehalt: 9 g pro 100 g

Protein: 3,3 g pro 100 g

Fettgehalt: 33 g pro 100 g

Portionsgröße: 1 Tasse geraspelt/geschreddert (ca. 80 g)

Glykämische Last (GL): Niedrig

Besondere Vorteile:

- Reich an Ballaststoffen, die die Verdauung fördern

- Enthält mittelkettige Fettsäuren (MCFA), die leicht verdaulich sind und als schnelle Energiequelle dienen können

- Bietet eine gute Quelle für Mineralien wie Mangan, Eisen und Kupfer

- Koenzym Q10 und andere Antioxidantien unterstützen die Zellgesundheit und können Entzündungen reduzieren

- Enthält Laurinsäure, welche antimikrobielle Eigenschaften hat

Empfohlene Zubereitungsarten:

- In Smoothies oder Müslis einrühren

- Als Kokosnussmehl zum Backen verwenden

- Kokosöl zum Kochen, Backen oder als Bestandteil von Dressings nutzen

- Frisches Kokoswasser als hydrierendes Getränk

- Kokosmilch in Currys oder Suppen hinzufügen

Kokoswasser (ungesüßt)

Glykämischer Index (GI): 3 (sehr niedrig)

Kohlenhydratgehalt: 3,7 g pro 100 ml

Ballaststoffgehalt: 0 g pro 100 ml

Protein: 0,7 g pro 100 ml

Fettgehalt: 0,2 g pro 100 ml

Portionsgröße: 1 Tasse (ca. 240 ml)

Glykämische Last (GL): Sehr niedrig

Besondere Vorteile: Kokoswasser ist kalorienarm und eine ausgezeichnete Quelle für Elektrolyte wie Kalium und Magnesium. Es hilft, den Elektrolythaushalt im Körper auszugleichen und kann die Hydratation verbessern. Es enthält auch geringe Mengen an Vitaminen und Mineralstoffen, die zur allgemeinen Gesundheit beitragen können. Aufgrund des geringen Kohlenhydrat- und Kaloriengehalts ist es eine hervorragende Option für Diabetiker, um den Flüssigkeitsbedarf zu decken, ohne den Blutzuckerspiegel signifikant zu beeinflussen. Darüber hinaus kann es zur Unterstützung des Herz-Kreislauf-Systems beitragen und einen positiven Einfluss auf den Blutdruck haben.

Empfohlene Zubereitungsarten: Kann direkt als erfrischendes Getränk konsumiert werden, idealerweise gekühlt. Es kann ebenfalls als Basis für Smoothies verwendet werden oder als Ersatz für Wasser in verschiedenen Rezepten, um zusätzlichen Geschmack zu verleihen.

Bitte beachten Sie, dass gesüßtes Kokoswasser deutlich höhere Mengen an Zucker und Kohlenhydraten enthalten kann, was es weniger geeignet für Diabetiker macht. Achten Sie daher immer darauf, ungesüßtes Kokoswasser zu wählen.

Kokosöl

Glykämischer Index (GI): 0 (nicht relevant)

Kohlenhydratgehalt: 0 g pro 100 g

Ballaststoffgehalt: 0 g pro 100 g

Protein: 0 g pro 100 g

Fettgehalt: 100 g pro 100 g

Portionsgröße: 1 Esslöffel (ca. 14 g)

Glykämische Last (GL): Nicht relevant (da keine Kohlenhydrate)

Besondere Vorteile: Kokosöl besteht hauptsächlich aus mittelkettigen Triglyceriden (MCTs), die vom Körper schnell zur Energiegewinnung genutzt werden können, anstatt als Fett gespeichert zu werden. Es hat entzündungshemmende Eigenschaften und kann das HDL (gutes) Cholesterin erhöhen. Zudem enthält es Laurinsäure, die antimikrobielle und antivirale Eigenschaften besitzt.

Empfohlene Zubereitungsarten: Braten: Kokosöl hat einen hohen Rauchpunkt und ist daher gut zum Braten und Frittieren geeignet.

- **Backen:** Es kann als Ersatz für Butter oder andere Öle in Backrezepten verwendet werden.

- **Roh:** Kann zu Smoothies, Kaffee oder als Aufstrich auf Brot hinzugefügt werden.

Kokosöl sollte jedoch in Maßen verwendet werden, da es einen hohen Anteil an gesättigten Fettsäuren enthält. Diabetiker sollten es als Teil einer ausgewogenen Ernährung konsumieren und auf eine Gesamtfettaufnahme achten, um Herz-Kreislauf-Erkrankungen vorzubeugen.

Koriander

Glykämischer Index (GI): 5 (sehr niedrig)

Kohlenhydratgehalt: 3,7 g pro 100 g

Ballaststoffgehalt: 2,8 g pro 100 g

Protein: 2,1 g pro 100 g

Fettgehalt: 0,6 g pro 100 g

Portionsgröße: ¼ Tasse frisch gehackt (ca. 4 g)

Glykämische Last (GL): Sehr niedrig

Besondere Vorteile: Koriander ist reich an Antioxidantien und Vitamin K. Es enthält nützliche bioaktive Verbindungen, die entzündungshemmende und antimikrobielle Wirkungen haben können. Außerdem kann es helfen, den Blutzuckerspiegel positiv zu beeinflussen, was für Diabetiker besonders vorteilhaft ist. Koriander wird auch oft für seine verdauungsfördernden Eigenschaften geschätzt.

Empfohlene Zubereitungsarten: Koriander kann frisch als Garnitur für eine Vielzahl von Gerichten verwendet werden, einschließlich Salaten, Suppen und Salsas. Er kann auch in Smoothies, Marinaden oder als Bestandteil von Gewürzmischungen und Saucen verwendet werden. Eine weitere beliebte Anwendungsmöglichkeit ist das Hinzufügen zu verschiedenen Dips wie Guacamole oder Hummus.

Kurkuma

Glykämischer Index (GI): Unbekannt (wird in so geringen Mengen verwendet, dass er keine signifikanten Auswirkungen auf den Blutzucker hat)

Kohlenhydratgehalt: 65 g pro 100 g

Ballaststoffgehalt: 21 g pro 100 g

Protein: 8 g pro 100 g

Fettgehalt: 10 g pro 100 g

Portionsgröße: 1 Teelöffel (ca. 3 g)

Glykämische Last (GL): Sehr niedrig

Besondere Vorteile: Kurkuma enthält das Curcumin, ein starkes Antioxidans mit entzündungshemmenden Eigenschaften. Es kann helfen, den Blutzuckerspiegel zu regulieren und die Insulinresistenz zu verbessern. Zudem wird Kurkuma nachgesagt, dass es die Verdauung unterstützt und das Immunsystem stärkt.

Empfohlene Zubereitungsarten: Als Gewürz in Currygerichten, Suppen, Smoothies oder goldener Milch. Es kann auch mit schwarzem Pfeffer kombiniert werden, um die Bioverfügbarkeit von Curcumin zu erhöhen.

Kurkuma ist ein kraftvolles Gewürz, das nur in sehr kleinen Mengen verzehrt wird, wodurch es für Diabetiker Typ 2 eine sichere und vorteilhafte Ergänzung zu einer ausgewogenen Ernährung ist.

Kürbiskerne

Glykämischer Index (GI): 0 (sehr niedrig)

Kohlenhydratgehalt: 14 g pro 100 g

Ballaststoffgehalt: 6 g pro 100 g

Protein: 30 g pro 100 g

Fettgehalt: 49 g pro 100 g

Portionsgröße: 1 Esslöffel (ca. 15 g)

Glykämische Last (GL): Sehr niedrig

Besondere Vorteile: Kürbiskerne sind reich an gesunden Fetten, insbesondere Omega-6- und Omega-9-Fettsäuren. Sie enthalten eine hohe Menge an Protein, was sie zu einer hervorragenden pflanzlichen Proteinquelle macht. Darüber hinaus sind Kürbiskerne vollgepackt mit wichtigen Mineralstoffen wie Magnesium, Zink und Eisen. Diese Samen sind auch eine ausgezeichnete Quelle für Antioxidantien, die helfen können, oxidativen Stress zu reduzieren und das Immunsystem zu stärken. Sie bieten auch gesundheitliche Vorteile für das Herz-Kreislauf-System und können helfen, den Blutzuckerspiegel zu stabilisieren.

Empfohlene Zubereitungsarten:

- **Roh:** Als Snack direkt aus der Packung.

- **Geröstet:** Im Ofen mit oder ohne Salz und anderen Gewürzen rösten.

- **Salate:** Über verschiedene Salatgerichte streuen, um zusätzlichen Crunch und Nährstoffe hinzuzufügen.

- **Backwaren:** Zu Brot, Muffins oder anderen Backwaren hinzufügen.

- **Joghurt oder Smoothies:** Zu Joghurt oder Smoothies für zusätzliche Textur und Nährstoffe hinzufügen.

Kürbiskerne sind vielseitig und können problemlos in viele verschiedene Rezepte integriert werden, was sie zu einer praktischen und nahrhaften Ergänzung für den Speiseplan von Menschen mit Typ-2-Diabetes macht.

Lachs

Glykämischer Index (GI): 0 (kein Einfluss auf den Blutzuckerspiegel)

Kohlenhydratgehalt: 0 g pro 100 g

Ballaststoffgehalt: 0 g pro 100 g

Protein: 20-25 g pro 100 g

Fettgehalt: 13 g pro 100 g (abhängig von der Art des Lachses)

Portionsgröße: 100 g (ca. 1 Filet)

Glykämische Last (GL): Sehr niedrig

Besondere Vorteile:

- Reich an Omega-3-Fettsäuren, die entzündungshemmend wirken und die Herzgesundheit fördern.

- Gute Quelle für hochwertiges Protein, das wichtig für den Muskelaufbau und -erhalt ist.

- Enthält Vitamine wie D, B12 und Mineralien wie Selen.

- Omega-3-Fettsäuren können die Insulinempfindlichkeit verbessern.

Empfohlene Zubereitungsarten:

- Grillen: Lachsfilets auf dem Grill zubereiten, um eine rauchige Note hinzuzufügen.

- Backen: Im Ofen backen mit einer leichten Marinade aus Zitronensaft, Kräutern und Olivenöl.

- Dämpfen: Schonende Zubereitung, bei der alle Nährstoffe erhalten bleiben.

- Pfannenbraten: In einer Antihaftpfanne mit geringem Öleinsatz braten.

- Räuchern: Kalt- oder heißgeräucherter Lachs als Delikatesse und proteinreicher Snack.

Durch seine glykämischen Eigenschaften und seinen Nährstoffgehalt ist Lachs eine exzellente Wahl für Menschen mit Typ-2-Diabetes.

Lauch

Glykämischer Index (GI): 15 (niedrig)

Kohlenhydratgehalt: 14 g pro 100 g

Ballaststoffgehalt: 1,8 g pro 100 g

Protein: 1,5 g pro 100 g

Fettgehalt: 0,3 g pro 100 g

Portionsgröße: 1 Tasse gekocht (ca. 120 g)

Glykämische Last (GL): Sehr niedrig

Besondere Vorteile: Reich an Vitamin K, Vitamin A, und Antioxidantien, die zur Reduktion von Entzündungen beitragen können. Enthält Prebiotika, die die Gesundheit des Verdauungssystems unterstützen.

Empfohlene Zubereitungsarten: Dämpfen, Kochen, Rösten oder als Zutat in Suppen und Eintöpfen.

Lauchzwiebeln

Glykämischer Index (GI): 10 (niedrig)

Kohlenhydratgehalt: 7 g pro 100 g

Ballaststoffgehalt: 2,6 g pro 100 g

Protein: 1,8 g pro 100 g

Fettgehalt: 0,2 g pro 100 g

Portionsgröße: 1 Tasse gehackt (ca. 100 g)

Glykämische Last (GL): Sehr niedrig

Besondere Vorteile: Lauchzwiebeln enthalten Vitamin K, Vitamin C, und Folsäure. Sie sind auch reich an Antioxidantien wie Quercetin, welche entzündungshemmende Eigenschaften besitzen können.

Empfohlene Zubereitungsarten: Lauchzwiebeln können roh als Topping auf Salaten oder Suppen verwendet werden. Sie lassen sich auch gut in Pfannengerichten, Omeletts oder gedünsteten Gemüsegerichten integrieren.

Limabohnen

Glykämischer Index (GI): 32 (niedrig)

Kohlenhydratgehalt: 20 g pro 100 g

Ballaststoffgehalt: 7 g pro 100 g

Protein: 7 g pro 100 g

Fettgehalt: 0,4 g pro 100 g

Portionsgröße: 1/2 Tasse gekocht (ca. 85 g)

Glykämische Last (GL): Niedrig

Besondere Vorteile: Limabohnen sind eine ausgezeichnete Quelle für Ballaststoffe und Protein, was sie zu einer nahrhaften Ergänzung für Diabetiker macht. Sie enthalten auch wichtige Vitamine und Mineralstoffe wie Eisen, Magnesium, Kalium und Vitamin B6. Außerdem können die Ballaststoffe in Limabohnen dazu beitragen, den Blutzuckerspiegel zu regulieren und die Verdauungsgesundheit zu fördern.

Empfohlene Zubereitungsarten: Limabohnen können gekocht, gedünstet oder in Suppen, Eintöpfen und Salaten verwendet werden. Sie passen auch gut als Beilage zu Fleisch- und Fischgerichten. Achten Sie darauf, Limabohnen vor dem Kochen gründlich zu spülen und ausreichend zu kochen, um die Verdauung zu erleichtern und eventuelle antinutritive Stoffe zu entfernen.

Limetten

Glykämischer Index (GI): 0 (sehr niedrig)

Kohlenhydratgehalt: 11 g pro 100 g

Ballaststoffgehalt: 2,8 g pro 100 g

Protein: 0,7 g pro 100 g

Fettgehalt: 0,2 g pro 100 g

Portionsgröße: 1 Limette (ca. 67 g)

Glykämische Last (GL): Sehr niedrig

Besondere Vorteile: Limetten sind extrem kalorienarm und enthalten eine hohe Konzentration an Vitamin C, das das Immunsystem stärkt. Sie sind auch reich an Antioxidantien, die helfen, freie Radikale zu bekämpfen und den Körper vor oxidativem Stress zu schützen. Die sauren Säfte und Schalenöle der Limetten haben entzündungshemmende Eigenschaften und unterstützen die Verdauung. Zudem wirkt Limettensaft alcalisierend und kann helfen, den pH-Wert des Körpers auszugleichen.

Empfohlene Zubereitungsarten:

- Frisch gepresster Saft als Zutat für Getränke oder Salatdressings

- Als Aromastoff in Gerichten wie Fisch, Fleisch und Gemüse

- In Saucen und Marinaden

Limetten sind besonders vorteilhaft für Menschen mit Typ-2-Diabetes, da sie den Blutzuckerspiegel nicht erhöhen und dennoch wichtige Nährstoffe und Vitamine liefern.

Linsen (braun, rot, grün)

Glykämischer Index (GI): 22-30 (niedrig)

Kohlenhydratgehalt: 20 g pro 100 g

Ballaststoffgehalt: 8 g pro 100 g

Protein: 9 g pro 100 g

Fettgehalt: 0,4 g pro 100 g

Portionsgröße: 1 Tasse gekocht (ca. 198 g)

Glykämische Last (GL): Niedrig

Besondere Vorteile: Linsen sind eine hervorragende Quelle für pflanzliches Protein und Ballaststoffe. Sie enthalten wichtige Nährstoffe wie Eisen, Folsäure, Kalium und Magnesium. Außerdem fördern sie die Herzgesundheit, stabilisieren den Blutzuckerspiegel und unterstützen die Verdauung.

Empfohlene Zubereitungsarten: Kochen, als Basis für Suppen, Eintöpfe oder Salate, in Linsenbratlingen und Dips verarbeitet.

Lupinenmehl

Glykämischer Index (GI): 15 (niedrig)

Kohlenhydratgehalt: 11,5 g pro 100 g

Ballaststoffgehalt: 30 g pro 100 g

Protein: 40 g pro 100 g

Fettgehalt: 7 g pro 100 g

Portionsgröße: 1 Esslöffel (ca. 10 g)

Glykämische Last (GL): Sehr niedrig

Besondere Vorteile: Lupinenmehl ist besonders reich an Ballaststoffen und Proteinen. Es enthält alle essentiellen Aminosäuren und ist daher eine hervorragende Quelle für pflanzliches Protein. Darüber hinaus weist es einen niedrigen Gehalt an Kohlenhydraten auf, was es insbesondere für Menschen mit Typ-2-Diabetes vorteilhaft macht. Es enthält außerdem wichtige Vitamine und Mineralstoffe wie Vitamin E, Magnesium und Kalzium. Lupinenmehl hat zudem antioxidative Eigenschaften, die helfen können, Zellschäden zu verhindern und Entzündungen zu reduzieren.

Empfohlene Zubereitungsarten: Lupinenmehl kann vielseitig in der Küche eingesetzt werden. Es eignet sich hervorragend zur Zugabe zu Backwaren wie Brot, Muffins oder Pfannkuchen, um den Protein- und Ballaststoffgehalt zu erhöhen. Zudem kann es in Smoothies oder als Verdickungsmittel für Suppen und Soßen verwendet werden. Es kann auch teilweise als Ersatz für andere Mehlsorten in Rezepten verwendet werden, um den Nährwert zu verbessern.

Löwenzahnblätter

Glykämischer Index (GI): 15 (niedrig)

Kohlenhydratgehalt: 9 g pro 100 g

Ballaststoffgehalt: 3,5 g pro 100 g

Protein: 2,7 g pro 100 g

Fettgehalt: 0,6 g pro 100 g

Portionsgröße: 1 Tasse roh (ca. 55 g)

Glykämische Last (GL): Sehr niedrig

Besondere Vorteile: Löwenzahnblätter sind reich an Ballaststoffen, die zur Regulierung des Blutzuckerspiegels beitragen können. Sie enthalten eine Vielzahl von Vitaminen und Mineralstoffen, einschließlich Vitamin A, C und K, sowie Eisen und Kalzium. Darüber hinaus sind sie eine gute Quelle für Antioxidantien, die helfen können, Entzündungen zu reduzieren und die allgemeine Gesundheit zu fördern.

Empfohlene Zubereitungsarten: Roh in Salaten, als Bestandteil von grünen Smoothies, leicht angedünstet oder als Tee.

Macadamianüsse

Glykämischer Index (GI): Sehr niedrig

Kohlenhydratgehalt: 4 g pro 100 g

Ballaststoffgehalt: 8,6 g pro 100 g

Protein: 7,9 g pro 100 g

Fettgehalt: 76 g pro 100 g

Portionsgröße: Eine Handvoll (ca. 28 g)

Glykämische Last (GL): Sehr niedrig

Besondere Vorteile: Macadamianüsse sind reich an gesunden Fetten, insbesondere einfach ungesättigten Fettsäuren, die gut für das Herz sind. Sie enthalten zudem Ballaststoffe, die zu einer besseren Verdauung beitragen, und sind eine Quelle für Vitamine und Mineralien wie Vitamin B1 (Thiamin), Magnesium und Eisen. Die antioxidativen Eigenschaften der Nüsse können helfen, den Blutzuckerspiegel zu stabilisieren und Entzündungen zu reduzieren.

Empfohlene Zubereitungsarten: Am besten in Maßen als gesunder Snack, roh oder geröstet. Sie können auch gehackt und in Salaten, Joghurt, Müsli oder als besonderes Extra in Backwaren verwendet werden.

Magerquark

Glykämischer Index (GI): ca. 30 (niedrig)

Kohlenhydratgehalt: 4 g pro 100 g

Ballaststoffgehalt: 0 g pro 100 g

Protein: 12 g pro 100 g

Fettgehalt: 0,2 g pro 100 g

Portionsgröße: 1 Tasse (ca. 250 g)

Glykämische Last (GL): Sehr niedrig

Besondere Vorteile: Magerquark ist eine hervorragende Proteinquelle, die hilft, den Blutzuckerspiegel stabil zu halten. Darüber hinaus ist er reich an Kalzium und Vitamin B12, was essenziell für die Knochengesundheit und die Bildung roter Blutkörperchen ist. Magerquark ist zudem fett- und kalorienarm, was ihn zu einer guten Wahl für eine kalorienbewusste Ernährung macht.

Empfohlene Zubereitungsarten: Magerquark kann pur genossen oder als Basis für Desserts und Dips verwendet werden. Er eignet sich hervorragend für Smoothies, als

Aufstrich auf Vollkornbrot, oder als Topping für Obstsalate und Müslis.

Maiskolben

Glykämischer Index (GI): 52 (mäßig)

Kohlenhydratgehalt: 19 g pro 100 g

Ballaststoffgehalt: 2,7 g pro 100 g

Protein: 3,4 g pro 100 g

Fettgehalt: 1,5 g pro 100 g

Portionsgröße: 1 Maiskolben (ca. 100 g)

Glykämische Last (GL): Mittel

Besondere Vorteile: Maiskolben sind eine gute Quelle für Ballaststoffe, die zur Aufrechterhaltung einer gesunden Verdauung beitragen können. Sie enthalten auch eine breite Palette von Vitaminen und Mineralstoffen, einschließlich B-Vitaminen, Magnesium und Antioxidantien wie Lutein und Zeaxanthin. Diese Antioxidantien unterstützen die Augengesundheit und können das Risiko chronischer Krankheiten reduzieren.

Empfohlene Zubereitungsarten: Gegrillt, gedämpft oder gekocht. Vermeiden Sie es, Mais mit zu viel Butter oder fettreichen Toppings zuzubereiten, um den Fettgehalt niedrig zu halten.

Mandarinen

Glykämischer Index (GI): 47 (mittel)

Kohlenhydratgehalt: 13 g pro 100 g

Ballaststoffgehalt: 1,8 g pro 100 g

Protein: 0,8 g pro 100 g

Fettgehalt: 0,3 g pro 100 g

Portionsgröße: 1 mittelgroße Mandarine (ca. 88 g)

Glykämische Last (GL): Mittel bis niedrig

Besondere Vorteile: Mandarinen sind reich an Vitamin C, enthalten Flavonoide und andere Antioxidantien, die das Immunsystem stärken und entzündungshemmend wirken können. Sie bieten auch eine moderate Menge an Ballaststoffen, die die Verdauung unterstützen und helfen können, den Blutzuckerspiegel zu stabilisieren.

Empfohlene Zubereitungsarten: Kann roh verzehrt werden, ideal als Snack oder in Obstsalaten. Mandarinen können auch für Säfte verwendet werden, aber unverarbeitete Früchte sind vorteilhafter, da sie mehr Ballaststoffe enthalten.

Mandelmehl

Glykämischer Index (GI): 5 (sehr niedrig)

Kohlenhydratgehalt: 20 g pro 100 g

Ballaststoffgehalt: 12 g pro 100 g

Protein: 24 g pro 100 g

Fettgehalt: 52 g pro 100 g

Portionsgröße: 1/4 Tasse (ca. 28 g)

Glykämische Last (GL): Sehr niedrig

Besondere Vorteile:

- Mandelmehl ist sehr kohlenhydratarm und reich an Ballaststoffen, was es für Diabetiker Typ 2 besonders geeignet macht.

- Es enthält eine hohe Menge an gesunden ungesättigten Fettsäuren, die helfen können, den Cholesterinspiegel zu senken.

- Vitamin E und Magnesium sind in Mandelmehl reichlich vorhanden, beide wichtig für die Herzgesundheit und die Blutzuckerregulierung.

- Mandelmehl ist glutenfrei und damit eine ausgezeichnete Alternative für Menschen mit Zöliakie oder Glutenunverträglichkeit.

Empfohlene Zubereitungsarten:

- Als Ersatz für Weizenmehl in Backrezepten, wie z.B. in Brot, Muffins oder Keksen.

- Zum Andicken von Soßen oder Suppen.

- In Smoothies oder Joghurt für zusätzlichen Nährstoffgehalt.

- Als Panade für Fleisch oder Gemüse, etwa beim Backen oder Braten.

Mandelmilch (ungesüßt)

Glykämischer Index (GI): 30 (niedrig)

Kohlenhydratgehalt: 0,6 g pro 100 ml

Ballaststoffgehalt: 0,1 g pro 100 ml

Protein: 0,5 g pro 100 ml

Fettgehalt: 3,6 g pro 100 ml

Portionsgröße: 1 Tasse (ca. 240 ml)

Glykämische Last (GL): Sehr niedrig

Besondere Vorteile:

- Kalorienarm und enthält nur minimale Mengen an Kohlenhydraten, was es zu einer hervorragenden Milchalternative für Diabetiker macht.

- Gute Quelle für Vitamin E, ein starkes Antioxidans, das dabei helfen kann, die Zellmembranen zu schützen.

- Häufig angereichert mit zusätzlichen Vitaminen und Mineralstoffen wie Calcium und Vitamin D, um die Nährstoffaufnahme zu verbessern.

Empfohlene Zubereitungsarten:

- Direkt als Getränk oder als Zutat in verschiedenen Rezepten wie Smoothies, Kaffee, Tee oder Backwaren.

- Kann auch als Basis für Soßen, Dressings oder Suppen verwendet werden.

Hinweis: Achten Sie darauf, ungesüßte Varianten zu wählen, um zusätzlichen Zucker und Kalorien zu vermeiden.

Mandeln

Glykämischer Index (GI): 0 (niedrig)

Kohlenhydratgehalt: 22 g pro 100 g

Ballaststoffgehalt: 12,5 g pro 100 g

Protein: 21 g pro 100 g

Fettgehalt: 50 g pro 100 g

Portionsgröße: 1 Unze (ca. 28 g)

Glykämische Last (GL): Sehr niedrig

Besondere Vorteile: Mandeln sind eine hervorragende Wahl für Menschen mit Typ-2-Diabetes, da sie einen sehr niedrigen glykämischen Index und eine minimale glykämische Last aufweisen. Sie sind reich an gesunden ungesättigten Fetten, Ballaststoffen und Protein, was zur Stabilisierung des Blutzuckerspiegels beitragen kann. Mandeln enthalten zudem wichtige Nährstoffe wie Vitamin E, Magnesium und Antioxidantien, die entzündungshemmend wirken und die Herzgesundheit fördern können. Der hohe Ballaststoffgehalt unterstützt zudem die Verdauung und kann beim Gewichtsmanagement helfen, was oft ein Bestandteil des Diabetes-Managements ist.

Empfohlene Zubereitungsarten: Mandeln können vielseitig verwendet werden. Sie können roh als Snack, geröstet oder als Zutat in verschiedenen Gerichten wie Salaten, Joghurt, Smoothies oder Backwaren genossen werden. Auch Mandelbutter und Mandelmilch sind beliebte Alternativen. Bei gerösteten Mandeln sollte jedoch auf den Salzgehalt geachtet werden, da zu viel Salz negative Auswirkungen auf den Blutdruck haben kann.

Mangold

Glykämischer Index (GI): 15 (niedrig)

Kohlenhydratgehalt: 3,7 g pro 100 g

Ballaststoffgehalt: 1,6 g pro 100 g

Protein: 1,8 g pro 100 g

Fettgehalt: 0,2 g pro 100 g

Portionsgröße: 1 Tasse gekocht (ca. 175 g)

Glykämische Last (GL): Sehr niedrig

Besondere Vorteile: Mangold ist reich an Vitamin K, Vitamin A und Vitamin C und enthält verschiedene Antioxidantien und Mineralstoffe wie Magnesium, Eisen und Kalzium. Diese Nährstoffe sind wichtig für die Blutzuckerregulierung, die Unterstützung der Knochengesundheit und die Förderung eines gesunden Immunsystems. Außerdem enthält Mangold Betalaine, die für ihre entzündungshemmenden Eigenschaften bekannt sind.

Empfohlene Zubereitungsarten: Dämpfen, leicht anbraten oder in Suppen und Eintöpfen verwenden.

Mangold kann auch roh in Salaten genossen werden, besonders wenn die Blätter jung und zart sind.

Mangos (in Maßen)

Glykämischer Index (GI): 51 (mittel)

Kohlenhydratgehalt: 15 g pro 100 g

Ballaststoffgehalt: 1,6 g pro 100 g

Protein: 0,8 g pro 100 g

Fettgehalt: 0,4 g pro 100 g

Portionsgröße: 1/2 Tasse geschnitten (ca. 83 g)

Glykämische Last (GL): Mittel

Besondere Vorteile: Mangos sind reich an Vitamin C, Vitamin A und Folsäure. Sie enthalten auch Antioxidantien wie Mangiferin, die entzündungshemmende und antidiabetische Eigenschaften haben können. Mangos bieten eine Vielzahl von gesundheitlichen Vorteilen, einschließlich der Unterstützung des Immunsystems und der Verbesserung der Verdauung.

Empfohlene Zubereitungsarten: In Maßen als Snack, in Obstsalaten oder Smoothies. Mangos sollten bei Diabetes Typ 2 kontrolliert konsumiert werden, um Blutzuckerspitzen zu vermeiden. Eine Kombination mit fettreichen oder ballaststoffreichen Lebensmitteln kann die glykämische Belastung weiter reduzieren.

Maracuja (Passionsfrucht)

Glykämischer Index (GI): 30 (niedrig)

Kohlenhydratgehalt: 23,38 g pro 100 g

Ballaststoffgehalt: 10,4 g pro 100 g

Protein: 2,2 g pro 100 g

Fettgehalt: 0,4 g pro 100 g

Portionsgröße: 1 Tasse (ca. 236 g)

Glykämische Last (GL): Niedrig

Besondere Vorteile: Maracuja ist reich an Ballaststoffen, Vitamin C und A. Sie enthält auch wichtige Antioxidantien wie Beta-Carotin und Polyphenole, die helfen können, das Immunsystem zu stärken und chronischen Krankheiten vorzubeugen. Darüber hinaus kann sie durch ihren Ballaststoffgehalt zur Verbesserung der Verdauung beitragen und den Blutzuckerspiegel stabilisieren.

Empfohlene Zubereitungsarten: Die Passionsfrucht kann frisch gegessen werden, indem man das Fruchtfleisch auslöffelt. Sie eignet sich auch hervorragend als Zutat in Smoothies, Joghurts, Salaten, Desserts oder als Topping für andere Gerichte. Wer es exotisch mag, kann Passionsfruchtsaft herstellen oder die Frucht als Basis für Saucen und Dressings verwenden.

Miso

Glykämischer Index (GI): Unbekannt (sehr niedrig geschätzt)

Kohlenhydratgehalt: 27 g pro 100 g

Ballaststoffgehalt: 5,4 g pro 100 g

Protein: 12 g pro 100 g

Fettgehalt: 6 g pro 100 g

Portionsgröße: 1 EL (ca. 18 g)

Glykämische Last (GL): Sehr niedrig

Besondere Vorteile: Miso ist eine fermentierte Sojapaste, die reich an Probiotika ist und zur Verbesserung der Verdauung beitragen kann. Es enthält auch essentielle Aminosäuren, verschiedene B-Vitamine, Vitamin K und zahlreiche Mineralstoffe wie Zink, Kupfer und Mangan. Da es fermentiert ist, kann es helfen, den Blutzuckerspiegel zu stabilisieren und das Immunsystem zu stärken.

Empfohlene Zubereitungsarten: Miso kann in Suppen, Dressings oder Marinaden verwendet werden. Es ist wichtig, Miso nicht zu stark zu erhitzen, da dies die nützlichen Probiotika zerstören kann. Wenn Miso als Paste verwendet wird, sollte es in warmen, aber nicht kochend heißen Flüssigkeiten gelöst werden, um seine gesundheitlichen Vorteile zu maximieren.

Mungobohnen

Glykämischer Index (GI): 25 (niedrig)

Kohlenhydratgehalt: 19 g pro 100 g

Ballaststoffgehalt: 7,6 g pro 100 g

Protein: 7 g pro 100 g

Fettgehalt: 0,4 g pro 100 g

Portionsgröße: 1/2 Tasse gekocht (ca. 100 g)

Glykämische Last (GL): Niedrig

Besondere Vorteile: Mungobohnen sind reich an Ballaststoffen, die die Verdauung fördern und den Blutzuckerspiegel stabilisieren können. Sie enthalten auch eine beträchtliche Menge an pflanzlichem Protein, was sie zu einer hervorragenden Proteinquelle für Vegetarier und Veganer macht. Darüber hinaus sind sie reich an Vitaminen und Mineralstoffen wie Eisen, Magnesium, Kalium und Vitamin B6. Mungobohnen enthalten ebenfalls Antioxidantien und entzündungshemmende Verbindungen, die zur allgemeinen Gesundheit beitragen können.

Empfohlene Zubereitungsarten: Mungobohnen können in einer Vielzahl von Gerichten verwendet werden. Sie eignen sich hervorragend für Suppen, Eintöpfe, Salate und können auch gekocht und püriert als Basis für Dips oder Aufstriche verwendet werden. Sie können ebenfalls gekeimt und roh in Salaten oder als Beilage gegessen werden.

Muskatnuss

Glykämischer Index (GI): Sehr niedrig (unter 5)

Kohlenhydratgehalt: 28 g pro 100 g

Ballaststoffgehalt: 20 g pro 100 g

Protein: 6 g pro 100 g

Fettgehalt: 36 g pro 100 g

Portionsgröße: In Rezepten und Gerichten wird sie oft in viel kleineren Mengen verwendet, typischerweise in Messerspitzen oder Prisen.

Glykämische Last (GL): Sehr niedrig aufgrund der geringen verwendeten Mengen

Besondere Vorteile: Reich an Ballaststoffen, die zur Regulierung des Blutzuckerspiegels beitragen können.

- Enthält ätherische Öle wie Myristicin, Elemicin, Eugenol und Safrol, die entzündungshemmende Eigenschaften haben können.

- Bekannt für ihre antioxidativen Eigenschaften.

- Kann bei der Verdauung unterstützen und Blähungen lindern.

Empfohlene Zubereitungsarten: Muskatnuss wird meist als Gewürz in geringen Mengen in verschiedenen Speisen und Getränken verwendet. Sie eignet sich hervorragend zum Würzen von:

- Gemüsegerichten

- Suppen und Eintöpfen

- Soßen und Dressings

- Backwaren wie Kuchen und Keksen

- Heißen Getränken wie Tee oder Glühwein

Wichtiger Hinweis:

Muskatnuss sollte nur in kleinen Mengen konsumiert werden, da bei übermäßigem Verzehr toxische Wirkungen auftreten können.

Nashi-Birne

Glykämischer Index (GI): 32 (niedrig)

Kohlenhydratgehalt: 13 g pro 100 g

Ballaststoffgehalt: 3 g pro 100 g

Protein: 0,5 g pro 100 g

Fettgehalt: 0,2 g pro 100 g

Portionsgröße: 1 mittelgroße Nashi-Birne (ca. 150 g)

Glykämische Last (GL): Niedrig

Besondere Vorteile: Nashi-Birnen sind reich an Ballaststoffen, was die Verdauung unterstützt und die Blutzuckerkontrolle fördert. Sie enthalten zudem Vitamin C, Kalium und geringe Mengen an Vitamin K und Kupfer. Die Birnen sind außerdem hydratisierend, da sie einen hohen Wassergehalt aufweisen.

Empfohlene Zubereitungsarten: Frisch als Snack, in Salaten, oder leicht gedünstet. Sie können auch in Smoothies oder Desserts verwendet werden.

Nektarinen

Glykämischer Index (GI): 43 (niedrig-mittel)

Kohlenhydratgehalt: 8 g pro 100 g

Ballaststoffgehalt: 1,7 g pro 100 g

Protein: 1 g pro 100 g

Fettgehalt: 0,1 g pro 100 g

Portionsgröße: 1 mittelgroße Frucht (ca. 150 g)

Glykämische Last (GL): Niedrig

Besondere Vorteile: Nektarinen sind reich an Ballaststoffen, Vitaminen A und C sowie Kalium. Sie enthalten Antioxidantien wie Beta-Carotin, die zur Verbesserung der Hautgesundheit und zur Unterstützung des Immunsystems beitragen können.

Empfohlene Zubereitungsarten: Frisch als Snack, in Obstsalaten, als Zutat in Smoothies oder als Topping für Joghurt und Haferflocken. Nektarinen können auch leicht gegrillt werden, um ihren natürlichen Zucker zu karamellisieren und einen zusätzlichen Geschmacksgrad zu erzielen.

Nüsse (gemischt, naturbelassen)

Glykämischer Index (GI): 15-25 (niedrig)

Kohlenhydratgehalt: 9-24 g pro 100 g (je nach Nusssorte)

Ballaststoffgehalt: 7-10 g pro 100 g (je nach Nusssorte)

Protein: 15-25 g pro 100 g (je nach Nusssorte)

Fettgehalt: 45-65 g pro 100 g (hauptsächlich gesunde Fette)

Portionsgröße: 28 g (ca. eine Handvoll)

Glykämische Last (GL): Sehr niedrig

Besondere Vorteile:

- Reich an gesunden ungesättigten Fetten, die positiv auf das Herz-Kreislauf-System wirken können.

- Hoher Ballaststoffgehalt, der die Verdauung fördert und für ein längeres Sättigungsgefühl sorgt.

- Gute Quelle für pflanzliches Protein.

- Enthält wichtige Mikronährstoffe wie Vitamin E, Magnesium, Kalium und Zink.

- Natürliche Quelle von Antioxidantien.

Empfohlene Zubereitungsarten:

- Pur als Snack.

- In Salaten oder als Topping für Gerichte.

- In Joghurts oder Smoothies gemischt.

- In selbstgemachten Müsliriegeln oder Granola.

Wichtiger Hinweis:

Naturbelassene, ungesalzene Nüsse sind vorzuziehen, um zusätzlichen Salz- und Zuckerkonsum zu vermeiden. Da Nüsse kalorienreich sind, sollte die Portionsgröße beachtet werden.

Okra

Glykämischer Index (GI): 20 (niedrig)

Kohlenhydratgehalt: 7,03 g pro 100 g

Ballaststoffgehalt: 3,2 g pro 100 g

Protein: 1,9 g pro 100 g

Fettgehalt: 0,2 g pro 100 g

Portionsgröße: 1 Tasse geschnitten, gekocht (ca. 180 g)

Glykämische Last (GL): Sehr niedrig

Besondere Vorteile: Okra ist reich an Ballaststoffen, die zur Regulierung des Blutzuckerspiegels beitragen können. Es enthält auch eine Vielzahl von Vitaminen und Mineralien, einschließlich Vitamin C, Vitamin K, Folsäure und Magnesium. Zudem besitzt Okra antioxidative Eigenschaften und kann entzündungshemmend wirken.

Empfohlene Zubereitungsarten: Okra kann durch Dämpfen, Kochen oder Schmoren zubereitet werden. Es eignet sich hervorragend für Suppen, Eintöpfe und als Beilage. Auch in der Pfanne gebraten, etwa mit etwas

Olivenöl und Gewürzen, ist Okra eine köstliche und
gesunde Option.

Oliven

Glykämischer Index (GI): Sehr niedrig

Kohlenhydratgehalt: Ca. 3,1 g pro 100 g

Ballaststoffgehalt: Ca. 3,3 g pro 100 g

Protein: Ca. 0,8 g pro 100 g

Fettgehalt: Ca. 15 g pro 100 g

Portionsgröße: 1 Esslöffel (ca. 8 g)

Glykämische Last (GL): Sehr niedrig

Besondere Vorteile:

- **Gesunde Fette:** Oliven haben einen hohen Gehalt an einfach ungesättigten Fettsäuren, insbesondere Ölsäure, welche die Herzgesundheit fördern können.

- **Antioxidantien:** Sie enthalten Polyphenole und Vitamin E, welche antioxidative Eigenschaften besitzen und zur Reduktion von Zellschäden beitragen können.

- **Entzündungshemmend:** Die Inhaltsstoffe in Oliven können helfen, Entzündungen zu reduzieren und somit chronischen Krankheiten vorzubeugen.

- **Blutzuckerkontrolle:** Aufgrund des niedrigen Glykämischen Indexes eignen sich Oliven hervorragend für Diabetiker, da sie den Blutzucker nur minimal beeinflussen.

Empfohlene Zubereitungsarten:

- **Als Snack:** Direkt aus der Packung oder dem Glas.

- **Im Salat:** Zur Beigabe in verschiedenen Salaten für zusätzlichen Geschmack und Nährwert.

- **Gekochte Gerichte:** Teil von Tapas, Pasta, Pizza, oder anderen mediterranen Gerichten.

- **Auf Brot oder Cracker:** In Scheiben geschnitten oder als Paste (wie Oliven-Tapenade).

Oliven sind nicht nur geschmacklich vielfältig, sondern auch eine nährstoffreiche Ergänzung für die Ernährung von Typ-2-Diabetikern.

Olivenöl

Glykämischer Index (GI): 0 (niedrig)

Kohlenhydratgehalt: 0 g pro 100 g

Ballaststoffgehalt: 0 g pro 100 g

Protein: 0 g pro 100 g

Fettgehalt: 100 g pro 100 g

Portionsgröße: 1 Esslöffel (ca. 13,5 g)

Glykämische Last (GL): Sehr niedrig

Besondere Vorteile:

- Olivenöl ist reich an einfach ungesättigten Fettsäuren, insbesondere Ölsäure, die mit einer verbesserten Herzgesundheit in Verbindung gebracht wird.

- Es enthält Antioxidantien wie Vitamin E und Polyphenole, die Entzündungen reduzieren und dabei helfen können, chronische Krankheiten zu verhindern.

- Untersuchungen weisen darauf hin, dass der regelmäßige Verzehr von Olivenöl den Blutzuckerspiegel stabilisieren und die Insulinempfindlichkeit verbessern kann.

- Die Aufnahme von Olivenöl in die Ernährung kann somit zur Vorbeugung von Herz-Kreislauf-Erkrankungen beitragen, welche bei Diabetikern oft ein höheres Risiko darstellen.

Empfohlene Zubereitungsarten:

- Als Dressing für Salate und Rohkost

- Zum Dünsten von Gemüse

- Zum Verfeinern von Vollkornbrot oder als Dip

- In Saucen und Marinaden

Olivenöl sollte vorzugsweise in seiner nativen, kaltgepressten Form (extra vergine) verwendet werden, da diese die höchste Qualität und die meisten gesundheitlichen Vorteile bietet. Beim Erhitzen von Olivenöl sollte darauf geachtet werden, es nicht über die Rauchpunkte hinaus zu erhitzen, um die wertvollen Nährstoffe nicht zu zerstören.

Orangen

Glykämischer Index (GI): 40-45 (niedrig)

Kohlenhydratgehalt: 12 g pro 100 g

Ballaststoffgehalt: 2,4 g pro 100 g

Protein: 0,9 g pro 100 g

Fettgehalt: 0,1 g pro 100 g

Portionsgröße: 1 mittelgroße Orange (ca. 130 g)

Glykämische Last (GL): Niedrig bis moderat

Besondere Vorteile: Orangen sind reich an Vitamin C, das das Immunsystem stärkt, sowie an Ballaststoffen, die zur Regulierung des Blutzuckerspiegels beitragen. Sie enthalten auch Flavonoide, die entzündungshemmend wirken und antioxidative Eigenschaften besitzen. Darüber hinaus unterstützen Orangen die Aufrechterhaltung der Herzgesundheit und können die Verdauung fördern.

Empfohlene Zubereitungsarten: Direkt aus der Hand als Snack, in Obstsalaten, als frischer Orangensaft (achten Sie darauf, keinen Zucker hinzuzufügen) oder als Zugabe zu herzhaften Gerichten wie Huhn oder Fisch für eine fruchtige Note.

Pak Choi

Glykämischer Index (GI): 15 (niedrig)

Kohlenhydratgehalt: 1,2 g pro 100 g

Ballaststoffgehalt: 1 g pro 100 g

Protein: 1,5 g pro 100 g

Fettgehalt: 0,2 g pro 100 g

Portionsgröße: 1 Tasse (ca. 170 g)

Glykämische Last (GL): Sehr niedrig

Besondere Vorteile: Pak Choi ist reich an Vitaminen C und K sowie an Beta-Carotin und Folsäure. Er enthält Antioxidantien und Mineralstoffe wie Calcium, Kalium und Magnesium, die zur allgemeinen Gesundheit und zum Wohlbefinden beitragen. Die enthaltenen Antioxidantien können helfen, Entzündungen zu reduzieren und das Immunsystem zu stärken.

Empfohlene Zubereitungsarten: Pak Choi kann auf verschiedene Weise zubereitet werden, wie beispielsweise Dämpfen, Sautieren oder als Bestandteil von Suppen und Salaten. Da er schnell gart, eignet er sich auch hervorragend für Pfannengerichte.

Pak Choi, auch bekannt als chinesischer Blätterkohl, ist ein besonders nährstoffreiches Gemüse, das sich hervorragend für eine gesunde Ernährung eignet, insbesondere für Menschen mit Typ-2-Diabetes. Aufgrund seines niedrigen glykämischen Index und seiner geringen glykämischen Last trägt Pak Choi kaum zur Erhöhung des Blutzuckerspiegels bei und kann somit helfen, den Blutzucker besser zu kontrollieren.

Papaya

Glykämischer Index (GI): 60 (mittel)

Kohlenhydratgehalt: 11 g pro 100 g

Ballaststoffgehalt: 1,8 g pro 100 g

Protein: 0,4 g pro 100 g

Fettgehalt: 0,1 g pro 100 g

Portionsgröße: 1 Tasse gewürfelt (ca. 140 g)

Glykämische Last (GL): Mittel

Besondere Vorteile:

Papaya ist eine hervorragende Quelle für die Vitamine C und A, die beide starke Antioxidantien sind und das Immunsystem unterstützen. Sie enthält auch Folsäure und Kalium. Das Enzym Papain, das in Papaya vorkommt, kann die Verdauung unterstützen und die Entzündung lindern. Darüber hinaus enthält Papaya Carotinoide wie Beta-Carotin, die die Herzgesundheit fördern können.

Empfohlene Zubereitungsarten:

Papaya kann frisch gegessen werden, entweder pur oder als Teil eines Obstsalats. Sie kann auch in Smoothies gemixt oder in herzhaften Gerichten wie Salsas und Salaten verwendet werden. Achten Sie darauf, reife Früchte zu wählen, da diese süßer und nahrhafter sind.

Paprika

Glykämischer Index (GI): 10 (niedrig)

Kohlenhydratgehalt: 6 g pro 100 g

Ballaststoffgehalt: 2 g pro 100 g

Protein: 1 g pro 100 g

Fettgehalt: 0,3 g pro 100 g

Portionsgröße: 1 Tasse gehackt (ca. 150 g)

Glykämische Last (GL): Sehr niedrig

Besondere Vorteile: Paprikas, auch bekannt als Gemüsepaprika, sind reich an Vitaminen A und C und enthalten auch eine gute Menge an Vitamin B6 und Folat. Diese Nährstoffe unterstützen die Immunfunktion, die Augengesundheit und die allgemeine Entzündungsreduktion. Paprikas sind außerdem eine ausgezeichnete Quelle für Antioxidantien wie Beta-Carotin und Lutein, die zum Schutz der Zellen beitragen.

Empfohlene Zubereitungsarten: Paprikas können roh im Salat, als Snack mit einem gesunden Dip, gegrillt, gefüllt oder in Pfannengerichten verwendet werden. Sie lassen sich auch gut in Suppen und Eintöpfen integrieren oder einfach zu einem gemischten Gemüsegericht beisteuern.

Passionsfrucht

Glykämischer Index (GI): 30 (niedrig)

Kohlenhydratgehalt: 23 g pro 100 g

Ballaststoffgehalt: 10 g pro 100 g

Protein: 2,2 g pro 100 g

Fettgehalt: 0,4 g pro 100 g

Portionsgröße: 1 Frucht (ca. 18 g Fruchtfleisch)

Glykämische Last (GL): Niedrig

Besondere Vorteile: Die Passionsfrucht ist reich an Ballaststoffen, Vitamin C und A sowie Antioxidantien. Ballaststoffe sind besonders vorteilhaft für Diabetiker, da sie die Verdauung verlangsamen und helfen, den Blutzuckerspiegel stabil zu halten. Die Antioxidantien in der Frucht können helfen, oxidativen Stress zu reduzieren und die allgemeine Gesundheit zu unterstützen.

Empfohlene Zubereitungsarten: Passionsfrucht kann frisch verzehrt, zu Smoothies hinzugefügt oder als Garnitur für Joghurt und Desserts verwendet werden. Ihr Saft kann auch in Dressings oder zum Aromatisieren von Wasser genutzt werden.

Pastinaken

Glykämischer Index (GI): Etwa 52 (mittel)

Kohlenhydratgehalt: 17,99 g pro 100 g

Ballaststoffgehalt: 4,9 g pro 100 g

Protein: 1,2 g pro 100 g

Fettgehalt: 0,3 g pro 100 g

Portionsgröße: 1 Tasse, roh, in Scheiben geschnitten (ca. 133 g)

Glykämische Last (GL): Mittel

Besondere Vorteile: Pastinaken sind eine ausgezeichnete Quelle für Ballaststoffe, die die Verdauung unterstützen und zur Sättigung beitragen können. Sie sind zudem reich an Vitaminen und Mineralstoffen, insbesondere Vitamin C, Vitamin K, und Folsäure. Pastinaken enthalten auch eine Vielzahl von Antioxidantien, die helfen können, Entzündungen zu reduzieren und das Immunsystem zu stärken. Aufgrund ihres moderate GI-Werts sind sie ein besserer Ersatz für Lebensmittel mit hohem GI, wie zum Beispiel Kartoffeln, insbesondere bei einer ausgewogenen und kontrollierten Menge.

Empfohlene Zubereitungsarten: Pastinaken können auf verschiedene Arten zubereitet werden. Sie können geröstet, gekocht, gedünstet oder püriert werden. Pastinaken können auch roh in Salaten verwendet werden oder als Zutat in Suppen und Eintöpfen dienen. Das Rösten von Pastinaken bringt ihre natürliche Süße hervor und kann sie zu einer köstlichen und gesunden Beilage machen.

Pecannüsse

Glykämischer Index (GI): Sehr niedrig (unter 20)

Kohlenhydratgehalt: 4 g pro 100 g

Ballaststoffgehalt: 9,6 g pro 100 g

Protein: 9,2 g pro 100 g

Fettgehalt: 72 g pro 100 g

Portionsgröße: 1 Unze (28 g) (etwa 19 halbe Nüsse)

Glykämische Last (GL): Sehr niedrig

Besondere Vorteile:

Pecannüsse sind besonders reich an einfach ungesättigten Fettsäuren, die zur Herzgesundheit beitragen können. Sie sind auch eine gute Quelle für Ballaststoffe, Proteine, sowie wichtige Vitamine und Mineralstoffe wie Vitamin E, Magnesium und Zink. Darüber hinaus enthalten sie Antioxidantien, die entzündungshemmend wirken und die Zellgesundheit fördern können.

Empfohlene Zubereitungsarten:

- Als Snack (roh oder geröstet)

- In Salaten für einen knusprigen Effekt

- Eingearbeitet in Backwaren (z. B. in Brot oder Muffins)

- Häufig verwendet in gesunden Dessert-Rezepten (z. B. als Topping für Joghurt oder Körnerriegel)

Pecannüsse sind eine leckere und nahrhafte Option für Menschen mit Typ-2-Diabetes, da sie durch ihren hohen Ballaststoff- und Fettgehalt helfen können, den Blutzucker stabil zu halten und das Sättigungsgefühl länger aufrechtzuerhalten. In moderaten Mengen sind sie eine ausgezeichnete Ergänzung zu einer ausgewogenen Ernährung.

Petersilie

Glykämischer Index (GI): 5 (sehr niedrig)

Kohlenhydratgehalt: 6 g pro 100 g

Ballaststoffgehalt: 3,3 g pro 100 g

Protein: 3 g pro 100 g

Fettgehalt: 0,8 g pro 100 g

Portionsgröße: 1/2 Tasse frisch gehackt (ca. 30 g)

Glykämische Last (GL): Sehr niedrig

Besondere Vorteile: Petersilie ist äußerst nährstoffreich und enthält hohe Mengen an Vitaminen A, C und K. Sie besitzt entzündungshemmende und antioxidative Eigenschaften, die zur Reduzierung von Entzündungen beitragen können. Ebenso werden ihr harntreibende Qualitäten nachgesagt, die bei der Entgiftung des Körpers helfen können.

Empfohlene Zubereitungsarten: Sie kann roh als Garnierung oder in Salaten verwendet werden, aber auch als Zutat in Suppen, Eintöpfen, Smoothies oder in Soßen.

Petersilie bietet eine Vielzahl gesundheitlicher Vorteile und ist aufgrund ihres sehr niedrigen glykämischen Indexes und der geringen glykämischen Last eine ausgezeichnete Wahl für Menschen mit Typ-2-Diabetes. Sie hilft dabei, den Blutzuckerspiegel stabil zu halten und kann auf vielfältige Weise in die tägliche Ernährung integriert werden.

Pfefferminze

Glykämischer Index (GI): 0 (keine Kohlenhydrate)

Kohlenhydratgehalt: 0 g pro 100 g

Ballaststoffgehalt: 0 g pro 100 g

Protein: 3,8 g pro 100 g

Fettgehalt: 0,9 g pro 100 g

Portionsgröße: 1 Esslöffel frisch (ca. 2 g) oder 1 Teebeutel (ca. 1 g)

Glykämische Last (GL): Nicht zutreffend (da keine Kohlenhydrate enthalten sind)

Besondere Vorteile: Pfefferminze ist bekannt für ihre verdauungsfördernden Eigenschaften. Sie kann Symptome wie Blähungen, Übelkeit und Reizdarmsyndrom lindern. Darüber hinaus hat sie antioxidative und entzündungshemmende Eigenschaften, die zur allgemeinen Gesundheit beitragen können. Pfefferminze kann auch helfen, den Blutzuckerspiegel zu regulieren, was besonders für Diabetiker von Vorteil sein kann.

Empfohlene Zubereitungsarten: Frisch als Garnitur für Speisen, als Zutat in Salaten oder Smoothies, aufgegossen als Tee oder als ätherisches Öl verwendet.

Pfirsiche

Glykämischer Index (GI): 42 (niedrig-mittel)

Kohlenhydratgehalt: 10 g pro 100 g

Ballaststoffgehalt: 1,5 g pro 100 g

Protein: 0,9 g pro 100 g

Fettgehalt: 0,1 g pro 100 g

Portionsgröße: 1 mittelgroßer Pfirsich (ca. 150 g)

Glykämische Last (GL): Niedrig

Besondere Vorteile: Reich an Vitamin C, Vitamin A, und Kalium; enthält Antioxidantien, die das Immunsystem unterstützen und Entzündungen reduzieren können.

Empfohlene Zubereitungsarten: Frisch als Snack, in Salaten, in Smoothies oder gegrillt als Dessert.

Pfirsiche sind eine hervorragende Wahl für Menschen mit Typ-2-Diabetes, da sie nicht nur eine moderate Menge an Kohlenhydraten enthalten, sondern auch viele wichtige Nährstoffe bieten. Ihr niedriger bis mittlerer glykämischer Index bedeutet, dass sie den Blutzuckerspiegel nur langsam und in moderatem Maße beeinflussen, was ihnen hilft, ihre Blutzuckerkontrolle zu bewahren. Die enthaltenen Ballaststoffe tragen zusätzlich dazu bei, die Verdauung zu fördern und den Blutzuckerspiegel zu stabilisieren.

Pflaumen

Glykämischer Index (GI): 29 (niedrig)

Kohlenhydratgehalt: 11,4 g pro 100 g

Ballaststoffgehalt: 1,4 g pro 100 g

Protein: 0,7 g pro 100 g

Fettgehalt: 0,3 g pro 100 g

Portionsgröße: 1 mittelgroße Pflaume (ca. 65 g)

Glykämische Last (GL): Niedrig

Besondere Vorteile: Pflaumen sind reich an Vitaminen wie Vitamin C, K und A sowie wichtigen Mineralien wie Kalium. Sie enthalten außerdem Antioxidantien und Polyphenole, die zur Verringerung von Entzündungen beitragen können. Die in Pflaumen enthaltenen Ballaststoffe können die Verdauung unterstützen und den Blutzuckerspiegel positiv beeinflussen.

Empfohlene Zubereitungsarten: Frisch als Snack, zu Salaten hinzugefügt, in Joghurt oder Smoothies gemischt oder als Bestandteil von warmen Gerichten wie Eintöpfen oder Obstkompotts. Auch getrocknete Pflaumen (Trockenpflaumen) sind eine nahrhafte Wahl, obwohl sie einen höheren Zuckergehalt haben und in Maßen genossen werden sollten.

Pflaumen können eine schmackhafte und gesunde Bereicherung für den Ernährungsplan von Typ-2-Diabetikern sein, wenn sie in angemessenen Mengen genossen werden.

Pistazien

Glykämischer Index (GI): 15 (niedrig)

Kohlenhydratgehalt: 28 g pro 100 g

Ballaststoffgehalt: 10 g pro 100 g

Protein: 20 g pro 100 g

Fettgehalt: 45 g pro 100 g

Portionsgröße: 30 g (ca. eine Handvoll)

Glykämische Last (GL): Niedrig

Besondere Vorteile: Pistazien sind reich an gesunden Fetten, Proteinen und Ballaststoffen, was sie zu einem sättigenden Snack macht. Sie enthalten zudem wichtige Nährstoffe wie Vitamin B6, Thiamin (Vitamin B1), Kupfer und Mangan. Pistazien bieten auch Antioxidantien und können blutzuckersenkende Effekte haben, da sie helfen, den Blutzuckerspiegel stabil zu halten.

Empfohlene Zubereitungsarten: Roh oder geröstet als Snack, gehackt in Salaten oder Joghurt, oder in Backwaren verarbeitet. Achte darauf, ungesalzene Sorten zu wählen, um den Natriumgehalt niedrig zu halten.

Portulak

Glykämischer Index (GI): 16 (niedrig)

Kohlenhydratgehalt: 3,4 g pro 100 g

Ballaststoffgehalt: 1,5 g pro 100 g

Protein: 2,3 g pro 100 g

Fettgehalt: 0,1 g pro 100 g

Portionsgröße: 1 Tasse roh (ca. 55 g)

Glykämische Last (GL): Sehr niedrig

Besondere Vorteile:

Portulak ist eine nährstoffreiche Pflanze, die insbesondere für Menschen mit Diabetes Typ 2 vorteilhaft ist. Es ist reich an Omega-3-Fettsäuren, die Entzündungen bekämpfen und die Herzgesundheit fördern können. Darüber hinaus enthält Portulak hohe Mengen an Vitamin A, C und E sowie essentielle Mineralien wie Magnesium, Kalzium und Eisen.

Empfohlene Zubereitungsarten:

Portulak kann roh in Salaten oder Smoothies genossen werden. Er ist auch eine großartige Ergänzung zu Sandwiches und Wraps. Alternativ kann Portulak leicht angebraten oder in Suppen und Eintöpfen mitgekocht werden, um den Nährwert dieser Gerichte zu steigern.

Putenbrust

Glykämischer Index (GI): 0 (niedrig, da es keine Kohlenhydrate enthält)

Kohlenhydratgehalt: 0 g pro 100 g

Ballaststoffgehalt: 0 g pro 100 g

Protein: 24 g pro 100 g

Fettgehalt: 1 g pro 100 g

Portionsgröße: 100 g (ca. eine mittelgroße Scheibe)

Glykämische Last (GL): Sehr niedrig (0, da keine Kohlenhydrate)

Besondere Vorteile: Putenbrust ist eine exzellente Quelle für hochwertiges Eiweiß, das für den Muskelaufbau und die Reparatur essentiell ist. Sie enthält kaum Fett und keine Kohlenhydrate, was sie ideal für Diabetiker Typ 2 macht. Putenbrust liefert außerdem wichtige Vitamine und Mineralstoffe, darunter B-Vitamine (wie B6 und B12) und Selen, die den Stoffwechsel und das Immunsystem unterstützen.

Empfohlene Zubereitungsarten: Grillen, Backen, Braten oder Dünsten. Achten Sie darauf, wenig oder gar kein zusätzliches Fett zu verwenden, um den Gesamtfettgehalt niedrig zu halten. Putenbrust kann auch in Salaten oder als Hauptproteinquelle in verschiedenen Gerichten integriert werden.

Putenfleisch

Glykämischer Index (GI): 0 (niedrig)

Kohlenhydratgehalt: 0 g pro 100 g

Ballaststoffgehalt: 0 g pro 100 g

Protein: 29 g pro 100 g

Fettgehalt: 1 g pro 100 g (bei mageren Stücken)

Portionsgröße: 1 Stück gebraten (ca. 85 g)

Glykämische Last (GL): Sehr niedrig

Besondere Vorteile:

- Reich an hochwertigem Protein, das wichtig für den Muskelaufbau und die Erhaltung der Muskulatur ist.

- Enthält Tryptophan, eine Aminosäure, die die Stimmung verbessern und den Schlaf fördern kann.

- Gute Quelle für Vitamine und Mineralstoffe, insbesondere B-Vitamine wie B6 und B12, die für Energieproduktion und Nervenfunktion wichtig sind.

- Mageres Putenfleisch hat einen niedrigen Fettgehalt, was es zu einer hervorragenden Wahl für eine kalorienbewusste Ernährung macht.

Empfohlene Zubereitungsarten:

- Grillen oder Braten ohne zusätzliche Fette

- Dünsten oder Dämpfen

- In Eintöpfen oder Salaten verwenden

- In Scheiben geschnitten als Aufschnitt für Sandwiches

Zusammenfassend ist Putenfleisch eine ausgezeichnete Proteinquelle mit einem sehr niedrigen glykämischen Index, was es zu einer idealen Wahl für Menschen mit Typ-2-Diabetes macht. Es bietet essenzielle Nährstoffe und ist vielseitig in der Zubereitung, wodurch es leicht in eine gesunde, ausgewogene Ernährung integriert werden kann.

Quark (mager)

Glykämischer Index (GI): Unbekannt (in der Regel sehr niedrig)

Kohlenhydratgehalt: 4 g pro 100 g

Ballaststoffgehalt: 0 g pro 100 g (Ballaststoffe sind in Quark nicht vorhanden)

Protein: 12 g pro 100 g

Fettgehalt: 0,2 g pro 100 g

Portionsgröße: 1 Tasse (ca. 250 g)

Glykämische Last (GL): Sehr niedrig, abhängig von der Portionsgröße bleibt die glykämische Last niedrig

Besondere Vorteile: Quark (mager) ist eine ausgezeichnete Quelle für Protein, was besonders wichtig für den Muskelaufbau und die Sättigung ist. Zudem ist er reich an Kalzium, das wichtig für die Knochengesundheit ist, und enthält probiotische Bakterien, die die Darmgesundheit unterstützen können.

Empfohlene Zubereitungsarten: Kann pur gegessen werden, als Basis für Dips und Aufstriche dienen oder in Kombination mit Obst, Gemüse oder Kräutern verwendet werden. Ideal auch im Müsli, auf Brot oder als Zutat in Smoothies.

Quinoa

Glykämischer Index (GI): 53 (mittel)

Kohlenhydratgehalt: 21,3 g pro 100 g

Ballaststoffgehalt: 2,8 g pro 100 g

Protein: 4,4 g pro 100 g

Fettgehalt: 1,9 g pro 100 g

Portionsgröße: 1 Tasse gekocht (ca. 185 g)

Glykämische Last (GL): Mittel

Besondere Vorteile: Quinoa ist reich an Ballaststoffen, Proteinen und eine ausgezeichnete Quelle für essentielle Aminosäuren. Es enthält auch wichtige Mineralstoffe wie Magnesium, Eisen und Zink sowie Vitamine der B-Gruppe. Quinoa ist glutenfrei und weist entzündungshemmende Eigenschaften auf, die hilfreich für die Blutzuckerkontrolle sein können.

Empfohlene Zubereitungsarten:

- Kochen und als Beilage servieren

- In Salate mischen

- Als Frühstücksbrei zubereiten

- In Suppen und Eintöpfe integrieren

Gerade für Diabetiker Typ 2 kann Quinoa eine wertvolle Nahrungsquelle sein, da es eine gute Balance aus Kohlenhydraten, Proteinen und Ballaststoffen bietet, was dazu beiträgt, den Blutzuckerspiegel stabil zu halten.

Radicchio

Glykämischer Index (GI): 12 (niedrig)

Kohlenhydratgehalt: 4 g pro 100 g

Ballaststoffgehalt: 3 g pro 100 g

Protein: 1,4 g pro 100 g

Fettgehalt: 0,2 g pro 100 g

Portionsgröße: 1 Tasse gehackt (ca. 50 g)

Glykämische Last (GL): Sehr niedrig

Besondere Vorteile: Radicchio ist reich an Ballaststoffen und enthält wichtige Vitamine wie Vitamin K und Vitamin C. Es bietet auch Antioxidantien und kann zur Verbesserung der Verdauung beitragen. Zudem ist es für seine entzündungshemmenden Eigenschaften bekannt.

Empfohlene Zubereitungsarten: Radicchio kann roh in Salaten verwendet werden, gegrillt, sautiert oder als Ergänzung in verschiedenen Gerichten für einen leicht bitteren Geschmack.

Radieschen

Glykämischer Index (GI): 32 (niedrig)

Kohlenhydratgehalt: 3,4 g pro 100 g

Ballaststoffgehalt: 1,6 g pro 100 g

Protein: 0,7 g pro 100 g

Fettgehalt: 0,1 g pro 100 g

Portionsgröße: 1 Tasse geschnitten (ca. 116 g)

Glykämische Last (GL): Sehr niedrig

Besondere Vorteile:

Radieschen sind reich an Vitamin C, das das Immunsystem stärkt, und enthalten Antioxidantien, die entzündungshemmend wirken können. Sie haben einen sehr geringen Kalorien- und Kohlenhydratgehalt, was sie zu einer ausgezeichneten Wahl für Diabetiker Typ 2 macht. Zusätzlich fördern die in Radieschen enthaltenen Ballaststoffe die Verdauung und können helfen, den Blutzuckerspiegel zu stabilisieren.

Empfohlene Zubereitungsarten:

Radieschen können roh verzehrt werden, beispielsweise in Salaten oder als Snack. Sie können auch als Zutat in Sandwiches, Wraps oder auf belegten Broten verwendet werden. Darüber hinaus können sie gedünstet oder in Suppen und Eintöpfen hinzugefügt werden, um den Mahlzeiten eine knackige Textur und einen leicht pfeffrigen Geschmack zu verleihen.

Rapsöl

Glykämischer Index (GI): 0 (keine Auswirkung auf den Blutzuckerspiegel)

Kohlenhydratgehalt: 0 g pro 100 g

Ballaststoffgehalt: 0 g pro 100 g

Protein: 0 g pro 100 g

Fettgehalt: 100 g pro 100 g

Portionsgröße: 1 Esslöffel (ca. 14 g)

Glykämische Last (GL): 0 (keine Auswirkung auf den Blutzuckerspiegel)

Besondere Vorteile:

- Reich an einfach ungesättigten Fettsäuren und Omega-3-Fettsäuren

- Kann helfen, den Cholesterinspiegel zu senken

- Enthält Vitamin E und K, die zur Hautgesundheit und Blutgerinnung beitragen

- antioxidative Eigenschaften, die Entzündungen im Körper reduzieren können

Empfohlene Zubereitungsarten:

- Ideal zum Braten und Backen aufgrund seines hohen Rauchpunktes

- Kann in Salatdressings oder als Marinade verwendet werden

- Perfekt zum Anbraten von Gemüse oder Fleisch

Hinweis:

Trotz der vielen gesundheitlichen Vorteile sollte Rapsöl in Maßen verwendet werden, besonders bei einer kalorienbewussten Diät, da es sehr energiereich ist.

Rhabarber

Glykämischer Index (GI): 15 (niedrig)

Kohlenhydratgehalt: 4 g pro 100 g

Ballaststoffgehalt: 1,8 g pro 100 g

Protein: 0,9 g pro 100 g

Fettgehalt: 0,2 g pro 100 g

Portionsgröße: 1 Tasse gehackt (ca. 120 g)

Glykämische Last (GL): Sehr niedrig

Besondere Vorteile: Rhabarber ist kalorienarm und enthält viel Vitamin K sowie Antioxidantien, die zum Schutz der Zellen vor Schäden beitragen können. Er ist auch reich an Ballaststoffen, was die Verdauung unterstützt und den Blutzuckerspiegel stabil hält. Außerdem besitzt Rhabarber entzündungshemmende Eigenschaften und kann dabei helfen, den Cholesterinspiegel zu senken.

Empfohlene Zubereitungsarten: Rhabarber wird häufig gekocht oder gedünstet und kann in herzhaften Gerichten, wie Eintöpfen oder Soßen, sowie in süßen Rezepten, wie Kompott oder Rhabarber-Crumble, verwendet werden. Wichtig ist, dass die Blätter nicht gegessen werden, da sie giftige Substanzen enthalten.

Hinweis: Beim Verzehr sollte auf die Zugabe großer Mengen Zucker verzichtet werden, um den positiven Einfluss auf den Blutzuckerspiegel nicht zu beeinträchtigen. Verwenden Sie stattdessen alternative Süßungsmittel oder kombinieren Sie Rhabarber mit natürlicher Süße aus anderen Früchten.

Rindersteak (mager)

Glykämischer Index (GI): 0 (sehr niedrig)

Kohlenhydratgehalt: 0 g pro 100 g

Ballaststoffgehalt: 0 g pro 100 g

Protein: 31 g pro 100 g

Fettgehalt: 3,5 g pro 100 g

Portionsgröße: 1 Portion (ca. 150 g)

Glykämische Last (GL): Sehr niedrig

Besondere Vorteile:

- Reich an hochwertigem Protein, welches wichtig für den Muskelaufbau und den Erhalt der Muskelmasse ist.

- Geringer Kohlenhydratgehalt, was zu stabileren Blutzuckerwerten beiträgt.

- Enthält essentielle Aminosäuren und Vitamine wie Vitamin B12, B6 sowie Mineralstoffe wie Eisen und Zink, die wichtig für die Blutbildung und das Immunsystem sind.

Empfohlene Zubereitungsarten:

- Grillen oder Braten bei niedriger bis mittlerer Temperatur, um die Bildung ungesunder Transfette zu vermeiden.

- Kurz und scharf anbraten und dann bei niedriger Temperatur zu Ende garen, um es zart und saftig zu halten.

- Verwenden von gesunden Fetten zum Braten, wie Olivenöl oder Avocadoöl, um den Nährwert zu erhöhen.

Rindersteak kann eine hervorragende Proteinquelle für Diabetiker Typ 2 darstellen, wenn es mager und in maßvollen Mengen verzehrt wird. Es sollte vorzugsweise in Kombination mit ballaststoffreichen Gemüsearten konsumiert werden, um eine ausgewogene Mahlzeit zu gewährleisten.

Rosenkohl

Glykämischer Index (GI): 15 (niedrig)

Kohlenhydratgehalt: 9 g pro 100 g

Ballaststoffgehalt: 3,8 g pro 100 g

Protein: 3,4 g pro 100 g

Fettgehalt: 0,5 g pro 100 g

Portionsgröße: 1 Tasse gekocht (ca. 150 g)

Glykämische Last (GL): Sehr niedrig

Besondere Vorteile: Reich an Ballaststoffen, Vitamin C, K und A, enthält antioxidative Verbindungen wie Kaempferol, die zur Reduzierung von Entzündungen beitragen können. Rosenkohl besitzt zudem schwefelhaltige Verbindungen, die potenziell krebsvorbeugende Eigenschaften haben.

Empfohlene Zubereitungsarten: Dämpfen, Rösten, Kochen oder roh im Salat.

Rosmarin

Glykämischer Index (GI): Nicht anwendbar (nahezu keine Kohlenhydrate)

Kohlenhydratgehalt: 20,7 g pro 100 g (nur als getrocknetes Kraut relevant)

Ballaststoffgehalt: 14,1 g pro 100 g (getrocknet)

Protein: 4,9 g pro 100 g (getrocknet)

Fettgehalt: 5,9 g pro 100 g (getrocknet)

Portionsgröße: 1 TL getrocknet (ca. 1 g) oder einige frische Zweige (etwa 5 g)

Glykämische Last (GL): Sehr niedrig

Besondere Vorteile: Rosmarin ist reich an Antioxidantien und entzündungshemmenden Verbindungen. Es enthält Rosmarinsäure und Carnosolsäure, die dazu beitragen können, den Blutzuckerspiegel zu regulieren, und potenziell antimikrobielle Eigenschaften haben. Zudem kann Rosmarin die Verdauung fördern und die kognitive Funktion unterstützen.

Empfohlene Zubereitungsarten:

- **Frisch:** Als Gewürz in Salaten, Suppen und verschiedenen Gerichten.

- **Getrocknet:** Zum Einlegen oder Würzen von Fleisch, Geflügel, Fisch und Gemüse.

- **Tee:** Einige frische Zweige oder getrocknete Kräuter für einen aromatischen Tee aufbrühen.

- **Öl:** Rosmarin-Öl kann als Dressing für Salate oder zum Aromatisieren von Speisen verwendet werden.

Rosmarin ist ein vielseitiges Gewürz, das nicht nur Geschmack, sondern auch gesundheitliche Vorteile bietet. Es kann leicht in die tägliche Ernährung integriert werden und bietet dabei nahezu keine Risiken für Diabetiker Typ 2, da es sich nicht negativ auf den Blutzuckerspiegel auswirkt.

Rote Bete

Glykämischer Index (GI): 64 (mittel)

Kohlenhydratgehalt: 10 g pro 100 g

Ballaststoffgehalt: 2,8 g pro 100 g

Protein: 1,6 g pro 100 g

Fettgehalt: 0,2 g pro 100 g

Portionsgröße: 1 Tasse gekocht (ca. 170 g)

Glykämische Last (GL): Mittel

Besondere Vorteile:

- Reich an Ballaststoffen, die zur Regulierung des Blutzuckerspiegels beitragen können.

- Enthält Betain, das entzündungshemmende Eigenschaften hat.

- Hoher Gehalt an Folsäure, die für die Herzgesundheit wichtig ist.

- Gute Quelle für Antioxidantien wie Betalain, welche die Zellen vor Schäden schützen können.

Empfohlene Zubereitungsarten:

- Dämpfen, Kochen oder Rösten.

- Kann roh in Salaten verwendet werden.

- Auch als Saft oder in Smoothies beliebt.

Die rote Bete bietet trotz ihres mittleren glykämischen Indexes zahlreiche gesundheitliche Vorteile und kann in Maßen ein Bestandteil einer ausgewogenen Ernährung für Menschen mit Typ-2-Diabetes sein.

Rotkohl

Glykämischer Index (GI): 15 (niedrig)

Kohlenhydratgehalt: 7 g pro 100 g

Ballaststoffgehalt: 2,5 g pro 100 g

Protein: 1,4 g pro 100 g

Fettgehalt: 0,1 g pro 100 g

Portionsgröße: 1 Tasse gehackt, roh (ca. 89 g)

Glykämische Last (GL): Sehr niedrig

Besondere Vorteile:

Rotkohl ist reich an Ballaststoffen, was die Verdauung fördert und den Blutzuckerspiegel stabilisieren kann. Er enthält eine hohe Menge an Vitamin C und Vitamin K, was das Immunsystem stärkt und die Knochengesundheit verbessert. Zudem besitzt Rotkohl sekundäre Pflanzenstoffe wie Anthocyane, die entzündungshemmende und antioxidative Eigenschaften haben, wodurch er hilft, oxidative Stress und Entzündungen zu reduzieren.

Empfohlene Zubereitungsarten:

Rotkohl kann auf verschiedene Weise zubereitet werden, darunter roh, gehackt im Salat, gedämpft oder leicht angebraten als Beilage. Er eignet sich ebenso hervorragend für Fermentation zu Sauerkraut, was die probiotischen Vorteile erhöht und die Darmgesundheit unterstützt. Rotkohl kann auch als Zutat in Smoothies verwendet werden, um Nährstoffdichte zu steigern und eine lebendige Farbe hinzuzufügen.

Rucola

Glykämischer Index (GI): 15 (niedrig)

Kohlenhydratgehalt: 3,7 g pro 100 g

Ballaststoffgehalt: 1,6 g pro 100 g

Protein: 2,6 g pro 100 g

Fettgehalt: 0,7 g pro 100 g

Portionsgröße: 1 Tasse (ca. 20 g)

Glykämische Last (GL): Sehr niedrig

Besondere Vorteile: Rucola ist reich an Vitamin K sowie an sekundären Pflanzenstoffen wie Glucosinolaten und Antioxidantien, die entzündungshemmende Eigenschaften haben. Darüber hinaus enthält er Folsäure, Kalzium und Vitamin A, was zu einer allgemeinen Gesundheitsförderung beiträgt.

Empfohlene Zubereitungsarten: Rucola kann roh in Salaten, als Topping für Pizza, in Smoothies oder als Beilage zu diversen Gerichten verwendet werden. Auch in Pesto oder Sandwiches macht sich Rucola hervorragend und verleiht einen leicht scharfen, pfeffrigen Geschmack.

Safran

Glykämischer Index (GI): 0 (null)

Kohlenhydratgehalt: 0 g pro 100 g

Ballaststoffgehalt: 0 g pro 100 g

Protein: 11 g pro 100 g

Fettgehalt: 5,85 g pro 100 g

Portionsgröße: Sehr klein, typischerweise etwa 0,5 g bis 1 g pro Mahlzeit

Glykämische Last (GL): Sehr niedrig (praktisch null aufgrund minimaler Portionsgröße)

Besondere Vorteile:

- Enthält antioxidative Verbindungen wie Crocin, Safranal und Picrocrocin, die entzündungshemmend wirken können.

- Kann helfen, die Insulinempfindlichkeit zu verbessern und den Blutzucker zu regulieren.

- Hat potenzielle stimmungsaufhellende Eigenschaften, welche gut für das allgemeine Wohlbefinden sein können.

Empfohlene Zubereitungsarten:

- In kleine Mengen als Gewürz für Reisgerichte, Suppen, Eintöpfe und Backwaren verwenden.

- Kann auch in heißem Wasser eingeweicht und als Getränk genossen werden.

Safran muss in sehr kleinen Mengen verwendet werden, da er ein starkes Aroma und einen intensiven Geschmack besitzt. Es handelt sich um eines der teuersten Gewürze der Welt, da die Ernte sehr arbeitsintensiv ist.

Salatgurken

Glykämischer Index (GI): 15 (niedrig)

Kohlenhydratgehalt: 4 g pro 100 g

Ballaststoffgehalt: 0,5 g pro 100 g

Protein: 0,6 g pro 100 g

Fettgehalt: 0,1 g pro 100 g

Portionsgröße: 1 Tasse gehackt (ca. 120 g)

Glykämische Last (GL): Sehr niedrig

Besondere Vorteile: Salatgurken bestehen zu etwa 95 % aus Wasser, was sie zu einem ausgezeichneten hydratisierenden Lebensmittel macht. Sie enthalten auch verschiedene Vitamine und Mineralstoffe wie Vitamin K, Vitamin C und Kalium. Salatgurken haben antioxidative Eigenschaften und können bei der Regulierung des Blutzuckerspiegels helfen. Durch ihren hohen Wassergehalt und die geringe Kaloriendichte sind sie ideal für eine kalorienarme Ernährung.

Empfohlene Zubereitungsarten: Roh in Salaten oder als Snack. Sie können auch in Smoothies, Salsas oder als Beilage verwendet werden. Gelegentlich eingelegt als Gurken ein Genuss, sollten sie dann jedoch nur in Maßen verzehrt werden, um übermäßige Salzaufnahme zu vermeiden.

Salatgurken sind somit eine hervorragende Ergänzung der Ernährung für Menschen mit Typ-2-Diabetes, da sie nicht nur den Blutzuckerspiegel nicht stark beeinflussen, sondern auch wertvolle Nährstoffe und eine erfrischende Note bieten.

Salbei

Glykämischer Index (GI): Nicht anwendbar (praktisch keine Kohlenhydrate)

Kohlenhydratgehalt: 0,2 g pro 100 g

Ballaststoffgehalt: 2,1 g pro 100 g

Protein: 3,7 g pro 100 g

Fettgehalt: 12,8 g pro 100 g

Portionsgröße: 1 Teelöffel getrocknet oder ein paar frische Blätter

Glykämische Last (GL): Sehr niedrig

Besondere Vorteile:

- Enthält Antioxidantien, die helfen können, den Blutzuckerspiegel zu regulieren.

- Reich an Vitaminen wie Vitamin K und B6.

- Enthält entzündungshemmende und antimikrobielle Verbindungen.

- Kann helfen, das Gedächtnis und die allgemeine Gehirnfunktion zu verbessern, indem es die Kommunikation zwischen Nervenzellen fördert.

-

Empfohlene Zubereitungsarten:

- Frische oder getrocknete Blätter können zum Würzen von Fleisch, Fisch, Gemüse und Suppen verwendet werden.

- Kann als Tee aufgegossen werden, um von seinen gesundheitlichen Vorteilen zu profitieren.

- Ideal zum Aromatisieren von Ölen und Marinaden.

Sardinen

Glykämischer Index (GI): Nicht anwendbar (niedrig)

Kohlenhydratgehalt: 0 g pro 100 g

Ballaststoffgehalt: 0 g pro 100 g

Protein: 25 g pro 100 g

Fettgehalt: 11 g pro 100 g (davon etwa 1,5 g Omega-3-Fettsäuren)

Portionsgröße: 1 Dose (ca. 100 g)

Glykämische Last (GL): Nicht anwendbar (niedrig)

Besondere Vorteile: Sardinen sind eine hervorragende Quelle für hochwertiges Protein und enthalten gesunde Omega-3-Fettsäuren, die entzündungshemmende Eigenschaften haben und zur Verbesserung der Herzgesundheit beitragen können. Sie sind reich an Vitamin D, Kalzium (durch die essbaren Gräten), Vitamin B12 und Selen. Die enthaltenen Omega-3-Fettsäuren sind speziell für Diabetiker vorteilhaft, da sie die Insulinempfindlichkeit verbessern und das Risiko von Herzerkrankungen verringern können.

Empfohlene Zubereitungsarten: Sardinen können in Salaten, auf Vollkornbrot, als Zutat in Pastagerichten oder einfach direkt aus der Dose verzehrt werden. Sie lassen sich auch gut grillen oder braten. Achten Sie darauf, Sardinen in Wasser oder Olivenöl ohne zugesetztes Salz zu wählen, um den Natriumgehalt zu kontrollieren.

Sauerkraut (ohne Zuckerzusatz)

Glykämischer Index (GI): Unbekannt (in der Regel sehr niedrig aufgrund des kaum vorhandenen Kohlenhydratgehalts)

Kohlenhydratgehalt: 4 g pro 100 g

Ballaststoffgehalt: 2,9 g pro 100 g

Protein: 1 g pro 100 g

Fettgehalt: 0,1 g pro 100 g

Portionsgröße: 1 Tasse (ca. 150 g)

Glykämische Last (GL): Sehr niedrig

Besondere Vorteile:

- Sauerkraut ist eine ausgezeichnete Quelle für Probiotika, die die Darmgesundheit fördern können.

- Es ist reich an Vitamin C, das zur Stärkung des Immunsystems beiträgt.

- Enthält Vitamin K2, das wichtig für die Knochengesundheit ist.

- Durch den Fermentationsprozess kann Sauerkraut die Nährstoffaufnahme verbessern und die Verdauung unterstützen.

Empfohlene Zubereitungsarten:

- Als Beilage zu verschiedenen Hauptgerichten.

- Kann roh gegessen oder leicht erwärmt werden, wobei eine schonende Erwärmung die Probiotika erhält.

- Eignet sich auch hervorragend als Zutat in Salaten oder als Garnierung für Sandwiches und Wraps.

Sauerkraut ist besonders für Diabetiker Typ 2 geeignet, da es sehr kalorienarm ist, eine niedrige glykämische Last hat und zahlreiche gesundheitliche Vorteile bietet. Buschnittige Verbraucherbedürfnisse erfüllt.

Schalotten

Glykämischer Index (GI): 15 (niedrig)

Kohlenhydratgehalt: 16,8 g pro 100 g

Ballaststoffgehalt: 3 g pro 100 g

Protein: 2,5 g pro 100 g

Fettgehalt: 0,1 g pro 100 g

Portionsgröße: 1 Tasse gehackt (ca. 120 g)

Glykämische Last (GL): Sehr niedrig

Besondere Vorteile: Schalotten sind reich an Ballaststoffen, Vitaminen, insbesondere Vitamin C, und Mineralstoffen wie Kalium und Mangan. Sie enthalten Flavonoide und Sulfide, die als Antioxidantien wirken und entzündungshemmende Eigenschaften haben. Diese Nährstoffe können das Immunsystem stärken und zur Aufrechterhaltung eines gesunden Blutzuckerspiegels beitragen.

Empfohlene Zubereitungsarten: Schalotten können roh in Salaten, Dressings oder Salsas verwendet werden. Sie eignen sich hervorragend zum Braten, Schmoren oder Rösten und verleihen Gerichten wie Suppen, Saucen, Pfannengerichten und Eintöpfen eine milde, süßliche Zwiebelnote.

Schnittlauch

Glykämischer Index (GI): 1 (sehr niedrig)

Kohlenhydratgehalt: 4,4 g pro 100 g

Ballaststoffgehalt: 2,5 g pro 100 g

Protein: 3,3 g pro 100 g

Fettgehalt: 0,7 g pro 100 g

Portionsgröße: 1 Esslöffel frisch gehackt (ca. 10 g)

Glykämische Last (GL): Sehr niedrig

Besondere Vorteile: Schnittlauch ist kalorienarm und reich an Vitaminen A, C und K. Er enthält zudem Antioxidantien und Verbindungen wie Allicin, die blutdrucksenkende und cholesterinsenkende Eigenschaften haben können.

Empfohlene Zubereitungsarten: Frisch gehackt als Garnitur für Suppen, Salate, Kartoffelgerichte oder Eierspeisen. Er kann auch in Saucen, Dips oder Kräuterbutter verwendet werden.

Bemerkung: Schnittlauch bringt nicht nur Geschmack und Farbe ins Gericht, sondern auch gesundheitliche Vorteile. Die enthaltenen Ballaststoffe unterstützen die Verdauung, während die Vitamine das Immunsystem stärken können. Er ist eine hervorragende Ergänzung für eine ausgewogene Ernährung bei Typ-2-Diabetes.

Schwarze Bohnen

Glykämischer Index (GI): 30 (niedrig)

Kohlenhydratgehalt: 63 g pro 100 g (ungekocht)

Ballaststoffgehalt: 15 g pro 100 g (ungekocht)

Protein: 21 g pro 100 g (ungekocht)

Fettgehalt: 0,9 g pro 100 g (ungekocht)

Portionsgröße: 1/2 Tasse gekocht (ca. 85 g)

Glykämische Last (GL): Niedrig

Besondere Vorteile: Reich an Ballaststoffen und Proteinen, enthält Antioxidantien wie Polyphenole, fördert eine stabile Blutzuckerkontrolle und verbessert die Verdauungsgesundheit.

Empfohlene Zubereitungsarten: Kochen, zur Suppe oder Eintopf hinzufügen, als Beilage oder Zutat in Salaten verwenden.

Schwarze Bohnen sind besonders vorteilhaft für Diabetiker Typ 2, da sie einen niedrigen glykämischen Index haben und reich an Ballaststoffen sind, was dazu beiträgt, den Blutzuckerspiegel stabil zu halten. Sie sind zudem eine gute pflanzliche Proteinquelle und unterstützen dank ihres hohen Ballaststoffgehalts die Verdauungsgesundheit. Die Antioxidantien in schwarzen Bohnen helfen dabei,

Entzündungen zu reduzieren und das Risiko für chronische Erkrankungen zu senken.

Schwarze Johannisbeeren

Glykämischer Index (GI): 15 (niedrig)

Kohlenhydratgehalt: 6 g pro 100 g

Ballaststoffgehalt: 5 g pro 100 g

Protein: 1,4 g pro 100 g

Fettgehalt: 0,2 g pro 100 g

Portionsgröße: 1 Tasse (ca. 150 g)

Glykämische Last (GL): Sehr niedrig

Besondere Vorteile: Schwarze Johannisbeeren sind eine hervorragende Quelle für Vitamin C und enthalten hohe Mengen an Anthocyanen, welche potente Antioxidantien sind. Diese Antioxidantien können helfen, das Risiko von Herz-Kreislauf-Erkrankungen zu senken und entzündliche Prozesse im Körper zu reduzieren. Darüber hinaus können die Ballaststoffe in schwarzen Johannisbeeren zur Regulierung des Blutzuckerspiegels beitragen, was sie zu einer ausgezeichneten Wahl für Menschen mit Typ-2-Diabetes macht.

Empfohlene Zubereitungsarten: Schwarze Johannisbeeren können frisch verzehrt, in Smoothies gemischt oder zu Joghurt hinzugefügt werden. Sie können auch zu Saucen verarbeitet oder als Grundlage für

zuckerarme Kompotte und Marmeladen verwendet
werden.

Sellerie

Glykämischer Index (GI): 15 (niedrig)

Kohlenhydratgehalt: 3 g pro 100 g

Ballaststoffgehalt: 1,6 g pro 100 g

Protein: 0,7 g pro 100 g

Fettgehalt: 0,2 g pro 100 g

Portionsgröße: 1 Tasse (ca. 101 g)

Glykämische Last (GL): Sehr niedrig

Besondere Vorteile: Sellerie ist bekannt für seinen extrem niedrigen Kaloriengehalt und wird oft als "Negativ-Kalorien-Lebensmittel" bezeichnet, da der Körper mehr Energie zur Verdauung aufwendet als in der Pflanze selbst vorhanden ist. Er ist reich an Ballaststoffen und enthält eine beträchtliche Menge an Vitamin K, Vitamin A, und Folat. Zudem hat Sellerie entzündungshemmende Eigenschaften und ist eine gute Quelle für Antioxidantien, einschließlich Vitamin C und Flavonoide. Diese Zusammensetzung kann helfen, den Blutzuckerspiegel zu regulieren und das Risiko für Herz-Kreislauf-Erkrankungen zu reduzieren.

Empfohlene Zubereitungsarten: Sellerie kann roh verzehrt werden, beispielsweise als knackiger Snack oder in Salaten. Er eignet sich auch hervorragend zum Dämpfen, Kochen oder Dünsten. Darüber hinaus kann man Sellerie in

Suppen, Eintöpfen oder als Teil einer Gemüsemischung verwenden. Essen Sie ihn pur oder zusammen mit einem fettarmen Dip wie Hummus oder Joghurt, um den Geschmack zu variieren und zusätzliche Nährstoffe zu erhalten.

Sesam

Glykämischer Index (GI): Nahezu null (praktisch kein Einfluss auf den Blutzuckerspiegel)

Kohlenhydratgehalt: 23,5 g pro 100 g

Ballaststoffgehalt: 11,8 g pro 100 g

Protein: 18 g pro 100 g

Fettgehalt: 50 g pro 100 g

Portionsgröße: 1 Esslöffel (ca. 9 g)

Glykämische Last (GL): Sehr niedrig, insbesondere in typischen Portionsgrößen.

Besondere Vorteile: Sehr reich an gesunden Fetten (insbesondere ungesättigten Fettsäuren), Ballaststoffen, Proteinen sowie wichtigen Mineralstoffen wie Kalzium, Magnesium und Zink. Sesam enthält zudem Antioxidantien wie Sesamin und Sesamolin, die entzündungshemmend wirken können und die Herzgesundheit unterstützen.

Empfohlene Zubereitungsarten: Kann roh als Topping für Salate und Gemüsegerichte verwendet werden, geröstet für zusätzlichen Geschmack, in Form von Sesampaste (Tahini) oder als Zutat in Backwaren und Snacks.

Diabetiker Typ 2 können von der Integration von Sesam in ihre Ernährung profitieren, da es eine nährstoffreiche Option ist, die den Blutzuckerspiegel stabil hält und zur allgemeinen Gesundheit beiträgt.

Sesamöl

Glykämischer Index (GI): 0 (keine Kohlenhydrate)

Kohlenhydratgehalt: 0 g pro 100 g

Ballaststoffgehalt: 0 g pro 100 g

Protein: 0 g pro 100 g

Fettgehalt: 100 g pro 100 g

Portionsgröße: 1 Esslöffel (ca. 13,6 g)

Glykämische Last (GL): 0 (da keine Kohlenhydrate enthalten sind)

Besondere Vorteile: Sesamöl ist reich an mehrfach ungesättigten und einfach ungesättigten Fettsäuren, die zur Senkung des LDL-Cholesterins und zur Erhöhung des HDL-Cholesterins beitragen können. Es enthält zudem wichtige Antioxidantien wie Sesamol und Sesamin, die entzündungshemmende und antimikrobielle Eigenschaften haben können. Ebenfalls enthält es Vitamin E, das als Antioxidans dient und Hautgesundheit fördern kann.

Empfohlene Zubereitungsarten: Sesamöl eignet sich besonders gut zum Anbraten und Braten bei mittlerer bis hoher Hitze, für Dressings sowie zum Verfeinern von

Salaten und asiatischen Gerichten. Es kann auch als Aromastoff für Saucen und Marinaden verwendet werden.

Für Menschen mit Typ-2-Diabetes kann Sesamöl eine gesunde Ergänzung sein, da es keine Kohlenhydrate enthält und somit den Blutzucker nicht beeinflusst. Allerdings sollte es in Maßen verwendet werden, da es sehr kalorienreich ist.

Shiitake-Pilze

Glykämischer Index (GI): unter 20 (niedrig)

Kohlenhydratgehalt: 7,6 g pro 100 g

Ballaststoffgehalt: 2,5 g pro 100 g

Protein: 2,2 g pro 100 g

Fettgehalt: 0,5 g pro 100 g

Portionsgröße: 1 Tasse gekocht (ca. 145 g)

Glykämische Last (GL): Sehr niedrig

Besondere Vorteile: Shiitake-Pilze sind reich an Ballaststoffen, Vitaminen B und D sowie essentiellen Mineralstoffen wie Kupfer und Selen. Sie enthalten auch Polysaccharide und Lentinan, die das Immunsystem stärken können, und sind bekannt für ihre antioxidativen und entzündungshemmenden Eigenschaften. Zusätzlich haben Studien gezeigt, dass Shiitake-Pilze den Blutzuckerspiegel stabilisieren und zur Herzgesundheit beitragen können.

Empfohlene Zubereitungsarten: Braten, Dämpfen oder in Suppen und Eintöpfen verwenden. Auch roh in Salaten oder als Zutat in sautierten Gemüsegerichten sind sie beliebt.

Sojabohnen

Glykämischer Index (GI): 15 (niedrig)

Kohlenhydratgehalt: 9,9 g pro 100 g

Ballaststoffgehalt: 6 g pro 100 g

Protein: 36 g pro 100 g

Fettgehalt: 20 g pro 100 g

Portionsgröße: 1/2 Tasse gekocht (ca. 86 g)

Glykämische Last (GL): Sehr niedrig

Besondere Vorteile: Sojabohnen sind eine hervorragende Quelle für pflanzliches Eiweiß, reich an mehrfach ungesättigten Fettsäuren, insbesondere Omega-3-Fettsäuren, und enthalten wichtige Mikronährstoffe wie Eisen, Magnesium, Kalium sowie Vitamine der B-Gruppe. Die Ballaststoffe in Sojabohnen tragen zur Verbesserung der Darmgesundheit und zur Regulation des Blutzuckerspiegels bei. Sojabohnen enthalten außerdem Phytoöstrogene, die potenziell positive Wirkungen auf die Knochengesundheit und Herz-Kreislauf-Gesundheit haben können.

Empfohlene Zubereitungsarten: Kochen, Dämpfen, Röstern, als Snack (Edamame), in Suppen, Salaten oder als Basis für pflanzliches Protein wie Tofu und Tempeh.

Sojamilch (ungesüßt)

Glykämischer Index (GI): ca. 30 (niedrig)

Kohlenhydratgehalt: 0,5 - 1 g pro 100 ml

Ballaststoffgehalt: 0,2 g pro 100 ml

Protein: 3,3 g pro 100 ml

Fettgehalt: 1,8 g pro 100 ml

Portionsgröße: 1 Tasse (ca. 240 ml)

Glykämische Last (GL): Sehr niedrig

Besondere Vorteile: Sojamilch ist eine ausgezeichnete pflanzliche Alternative zu Kuhmilch und besitzt einen niedrigen glykämischen Index, was sie besonders geeignet für Diabetiker Typ 2 macht. Sie ist reich an hochwertigem pflanzlichem Protein und enthält essentielle Aminosäuren. Darüber hinaus ist ungesüßte Sojamilch arm an Kohlenhydraten, was hilft, die Blutzuckerwerte stabil zu halten.

Sojamilch ist oft angereichert mit Vitaminen und Mineralstoffen wie Calcium, Vitamin D und B12, die für eine ausgewogene Ernährung wichtig sind. Sie enthält Isoflavone, die antioxidative Eigenschaften haben und eine positive Wirkung auf die Herzgesundheit haben können.

Empfohlene Zubereitungsarten: Sojamilch kann vielseitig verwendet werden. Sie eignet sich hervorragend als Basis für Smoothies, kann in Kaffee oder Tee gegeben werden, und ist eine gute Ergänzung zum Müsli oder Haferbrei. Sie kann auch als Zutat in Rezepten für Suppen, Saucen oder Backwaren verwendet werden, um eine cremige Konsistenz zu erreichen. Achte darauf, ungesüßte Varianten zu wählen, um zusätzlichen Zucker zu vermeiden.

Sojasauce (natriumarm)

Glykämischer Index (GI): Keine messbaren Werte, im Allgemeinen sehr niedrig

Kohlenhydratgehalt: 1 g pro 100 ml

Ballaststoffgehalt: 0 g pro 100 ml

Protein: 6 g pro 100 ml

Fettgehalt: 0 g pro 100 ml

Portionsgröße: 1 EL (ca. 15 ml)

Glykämische Last (GL): Sehr niedrig

Besondere Vorteile:

- Diese natriumarme Variante der Sojasauce enthält weniger Salz, was besonders vorteilhaft für Menschen mit Bluthochdruck oder anderen Herz-Kreislauf-Problemen sein kann.

- Sojasauce liefert zudem eine gute Menge an Protein und essentielle Aminosäuren.

- Sie kann den Geschmack von Gerichten verbessern, ohne dass große Mengen benötigt werden.

Empfohlene Zubereitungsarten:

- Als Würzmittel für Suppen, Marinaden und Soßen.

- Zum Verfeinern von Gemüsegerichten, insbesondere in Kombination mit anderen gesunden Lebensmitteln wie Brokkoli.

- Kann auch als Tauchsoße für Sushi oder gedämpftes Gemüse verwendet werden.

Sonnenblumenkerne

Glykämischer Index (GI): 35 (niedrig-mittel)

Kohlenhydratgehalt: 20 g pro 100 g

Ballaststoffgehalt: 8,6 g pro 100 g

Protein: 21 g pro 100 g

Fettgehalt: 51 g pro 100 g

Portionsgröße: 1/4 Tasse (ca. 35 g)

Glykämische Last (GL): Niedrig-mittel

Besondere Vorteile: Sonnenblumenkerne sind reich an gesunden Fetten, Proteinen und Ballaststoffen, die zur Sättigung beitragen und den Blutzuckerspiegel stabilisieren können. Sie enthalten außerdem Vitamin E, Magnesium und Phytosterole, die bekannt dafür sind, Herz-Kreislauf-Erkrankungen vorzubeugen und das Immunsystem zu stärken. Die enthaltenen Antioxidantien tragen dazu bei, zelluläre Schäden zu minimieren und Entzündungen im Körper zu reduzieren.

Empfohlene Zubereitungsarten: Sonnenblumenkerne können roh gegessen, geröstet oder in verschiedenen Gerichten wie Salaten, Müsli oder Joghurts verwendet werden. Sie eignen sich auch hervorragend als Snack oder als Zutat in selbstgemachten Brot- und Gebäckrezepten.

Spargel

Glykämischer Index (GI): 15 (niedrig)

Kohlenhydratgehalt: 3,9 g pro 100 g

Ballaststoffgehalt: 2,1 g pro 100 g

Protein: 2,2 g pro 100 g

Fettgehalt: 0,1 g pro 100 g

Portionsgröße: 1 Tasse gekocht (ca. 134 g)

Glykämische Last (GL): Sehr niedrig

Besondere Vorteile: Spargel ist reich an Ballaststoffen, Vitaminen A, C, E und K sowie Folsäure. Zudem enthält er wertvolle Antioxidantien, die oxidativen Stress reduzieren können. Der hohe Wassergehalt unterstützt die Hydratation, und Spargel hat entzündungshemmende Eigenschaften, die die allgemeine Gesundheit fördern.

Empfohlene Zubereitungsarten: Dämpfen, Grillen, Braten oder roh im Salat.

Spinat

Glykämischer Index (GI): 15 (niedrig)

Kohlenhydratgehalt: 3,6 g pro 100 g

Ballaststoffgehalt: 2,2 g pro 100 g

Protein: 2,9 g pro 100 g

Fettgehalt: 0,4 g pro 100 g

Portionsgröße: 1 Tasse roh (ca. 30 g) oder 1/2 Tasse gekocht (ca. 90 g)

Glykämische Last (GL): Sehr niedrig

Besondere Vorteile: Spinat ist reich an Vitaminen A, C, E und K, sowie an Folsäure, Magnesium, Eisen und Kalzium. Es enthält auch Antioxidantien wie Lutein und Zeaxanthin, die die Augengesundheit fördern. Spinat kann Entzündungen reduzieren, den Blutdruck senken und die Knochengesundheit verbessern.

Empfohlene Zubereitungsarten: Roh in Salaten, gedünstet, sautéed, in Smoothies oder als Zutat in verschiedenen Gerichten wie Suppen, Eintöpfen und Aufläufen.

Stevia (natürlicher Süßstoff)

Glykämischer Index (GI): 0 (kein Einfluss auf den Blutzucker)

Kohlenhydratgehalt: 0 g pro 100 g

Ballaststoffgehalt: 0 g pro 100 g

Protein: 0 g pro 100 g

Fettgehalt: 0 g pro 100 g

Portionsgröße: 1 Teelöffel (ca. 0,5 g), dies entspricht etwa der Süßkraft von 1 Teelöffel Zucker

Glykämische Last (GL): 0

Besondere Vorteile:

- **Keine Kalorien:** Stevia enthält keine Kalorien, was es zu einer ausgezeichneten Wahl für Menschen macht, die ihr Gewicht kontrollieren möchten oder müssten.

- **Kein Einfluss auf den Blutzucker:** Da Stevia keine Kohlenhydrate enthält und eine GI von 0 hat, beeinflusst es den Blutzuckerspiegel nicht und ist somit ideal für Diabetiker.

- **Zahnfreundlich:** Im Gegensatz zu Zucker fördert Stevia keine Zahnerosion oder Karies.

- **Frei von künstlichen Zutaten:** Stevia ist ein natürlicher Süßstoff, der aus den Blättern der Stevia-Pflanze gewonnen wird und keine künstlichen chemischen Zusätze enthält.

Empfohlene Zubereitungsarten:

- **Als Süßstoff für Getränke:** Kann in Kaffee, Tee, Smoothies und anderen Getränken verwendet werden.

- **Beim Kochen und Backen:** Stevia kann Zucker in vielen Rezepten ersetzen. Es sollte jedoch beachtet werden, dass Stevia viel süßer als Zucker ist, und daher in viel kleineren Mengen verwendet werden sollte.

- **In Desserts und Joghurt:** Ideal zum Süßen ohne zusätzlichen Zucker.

Durch seine vielen gesundheitsfördernden Eigenschaften und die Tatsache, dass es keine Auswirkungen auf den Blutzucker hat, ist Stevia eine beliebte Wahl für Menschen mit Typ-2-Diabetes.

Süßkartoffeln

Glykämischer Index (GI): 44 (niedrig bis mittel)

Kohlenhydratgehalt: 20 g pro 100 g

Ballaststoffgehalt: 3 g pro 100 g

Protein: 1,6 g pro 100 g

Fettgehalt: 0,1 g pro 100 g

Portionsgröße: 1 Tasse gekocht (ca. 200 g)

Glykämische Last (GL): Mittel

Besondere Vorteile: Süßkartoffeln sind reich an Ballaststoffen, Vitaminen A, C und B6 sowie an Kalium und Mangan. Der hohe Gehalt an Antioxidantien, insbesondere Betacarotin, hilft, das Immunsystem zu stärken und Entzündungen zu verringern. Süßkartoffeln haben außerdem eine stabilisierende Wirkung auf den Blutzucker und bieten eine langsame, anhaltende Energiequelle, die für Diabetiker besonders vorteilhaft ist.

Empfohlene Zubereitungsarten: Backen, Dämpfen, Kochen oder Pürieren. Süßkartoffeln können auch in Eintöpfen, Suppen oder als Beilage verwendet werden. Für eine besonders gesunde Zubereitung können sie mit etwas Olivenöl und Kräutern im Ofen gebacken werden.

Tahini (Sesampaste)

Glykämischer Index (GI): 40 (niedrig)

Kohlenhydratgehalt: 20 g pro 100 g

Ballaststoffgehalt: 9,3 g pro 100 g

Protein: 17 g pro 100 g

Fettgehalt: 53 g pro 100 g

Portionsgröße: 1 Esslöffel (ca. 15 g)

Glykämische Last (GL): Niedrig bis moderat, abhängig von der Portionsgröße

Besondere Vorteile: Tahini ist reich an gesunden Fetten, insbesondere einfach ungesättigten und mehrfach ungesättigten Fettsäuren. Es liefert auch eine gute Menge an Ballaststoffen, die dazu beitragen können, den Blutzuckerspiegel stabil zu halten. Darüber hinaus ist es eine ausgezeichnete Quelle für pflanzliches Eiweiß und enthält wichtige Mineralien wie Kalzium, Magnesium und Eisen.

Empfohlene Zubereitungsarten: Tahini kann als Zutat in Dressings, Marinaden, Hummus oder als Brotaufstrich verwendet werden. Es eignet sich auch hervorragend in Smoothies oder als Topping für Gemüsegerichte.

Bitte beachten: Aufgrund des hohen Fettgehalts und der Kaloriendichte sollte Tahini in Maßen genossen werden, besonders wenn auf das Gesamtfett in der Ernährung geachtet werden muss.

Tempeh

Glykämischer Index (GI): 15 (niedrig)

Kohlenhydratgehalt: 9 g pro 100 g

Ballaststoffgehalt: 1,4 g pro 100 g

Protein: 19 g pro 100 g

Fettgehalt: 11 g pro 100 g

Portionsgröße: 100 g

Glykämische Last (GL): Sehr niedrig

Besondere Vorteile: Tempeh ist ein fermentiertes Sojaprodukt und eine ausgezeichnete pflanzliche Proteinquelle, die für Diabetiker Typ 2 vorteilhaft sein kann. Es enthält probiotische Bakterien, die die Darmgesundheit unterstützen können. Darüber hinaus ist Tempeh reich an Vitaminen und Mineralstoffen wie Kalzium, Eisen und Magnesium, die zur allgemeinen Gesundheit beitragen können.

Empfohlene Zubereitungsarten: Anbraten, Grillen, Dämpfen oder in Currys und Pfannengerichten verwenden. Tempeh kann auch in Scheiben oder Würfeln verarbeitet und zu Salaten, Sandwiches oder Wraps hinzugefügt werden.

Thymian

Glykämischer Index (GI): 5 (sehr niedrig)

Kohlenhydratgehalt: 8 g pro 100 g

Ballaststoffgehalt: 14 g pro 100 g

Protein: 5,6 g pro 100 g

Fettgehalt: 1,7 g pro 100 g

Portionsgröße: 1 Teelöffel getrocknet (ca. 1 g)

Glykämische Last (GL): Sehr niedrig

Besondere Vorteile: Thymian ist reich an Ballaststoffen und eine hervorragende Quelle für Vitamin C, Vitamin A, und Eisen. Er enthält zudem antioxidative Verbindungen wie Thymol, die antimikrobielle und entzündungshemmende Eigenschaften aufweisen. Thymian kann zur Förderung des Immunsystems, zur Unterstützung der Verdauung und zur Linderung von Atemwegserkrankungen beitragen.

Empfohlene Zubereitungsarten: Thymian kann frisch oder getrocknet verwendet werden. Er eignet sich hervorragend zum Würzen von Fleisch, Fisch, Gemüse, Suppen, Eintöpfen und Saucen. Frischer Thymian kann als Garnitur verwendet werden, während getrockneter Thymian meist mitgekocht wird, um seine Aromen freizusetzen.

Tofu

Glykämischer Index (GI): 15 (niedrig)

Kohlenhydratgehalt: 2 g pro 100 g

Ballaststoffgehalt: 0,3 g pro 100 g

Protein: 8 g pro 100 g

Fettgehalt: 4,8 g pro 100 g

Portionsgröße: 1/2 Tasse (ca. 126 g)

Glykämische Last (GL): Sehr niedrig

Besondere Vorteile:

- Reich an pflanzlichem Protein, das für den Muskelaufbau wichtig ist

- Enthält alle neun essentiellen Aminosäuren

- Gute Quelle für Eisen und Kalzium

- Enthält Isoflavone, die antioxidative Eigenschaften haben und möglicherweise das Risiko für bestimmte Krebsarten senken können

- Kann zur Senkung des Cholesterinspiegels beitragen

Empfohlene Zubereitungsarten:

- Braten oder grillen, um eine knusprige Textur zu erhalten

- Backen im Ofen mit Gewürzen

- In Suppen oder Eintöpfen als Proteinquelle

- Mariniert und anschließend angebraten oder in Salaten verwendet

Tofu ist eine vielseitige, nährstoffreiche Option für Menschen mit Typ-2-Diabetes, die sowohl sättigend als auch gesund ist.

Tomaten

Glykämischer Index (GI): 15 (niedrig)

Kohlenhydratgehalt: 3,9 g pro 100 g

Ballaststoffgehalt: 1,2 g pro 100 g

Protein: 0,9 g pro 100 g

Fettgehalt: 0,2 g pro 100 g

Portionsgröße: 1 Tasse, gewürfelt (ca. 180 g)

Glykämische Last (GL): Sehr niedrig

Besondere Vorteile: Tomaten sind reich an Vitaminen A und C sowie an dem Antioxidans Lycopin, das zur Senkung des Risikos bestimmter Krebsarten beitragen kann. Sie enthalten auch Kalium, das hilft, den Blutdruck zu regulieren, und sind insgesamt kalorienarm, was sie ideal für eine kalorienbewusste Ernährung macht.

Empfohlene Zubereitungsarten: Tomaten können roh in Salaten, als Zutat in Chilis oder Suppen, gekocht in Saucen oder gegrillt genossen werden. Sie fügen sich nahtlos in viele Gerichte ein und sind eine vielseitige Ergänzung zu einer ausgewogenen Ernährung für Diabetiker.

Topinambur

Glykämischer Index (GI): 50 (mittel)

Kohlenhydratgehalt: 17 g pro 100 g

Ballaststoffgehalt: 1,6 g pro 100 g

Protein: 2 g pro 100 g

Fettgehalt: 0,01 g pro 100 g

Portionsgröße: 1 Tasse gekocht (ca. 150 g)

Glykämische Last (GL): Mittel

Besondere Vorteile:

- Reich an Inulin, einem Ballaststoff, der den Blutzuckerspiegel weniger stark ansteigen lässt und die Darmgesundheit fördert.

- Gute Quelle für Kalium, Eisen, und Vitamin B1.

- Kann zur Regulierung des Blutzuckerspiegels beitragen, da es die Insulinempfindlichkeit verbessert.

Empfohlene Zubereitungsarten:

- Dämpfen oder kochen für eine einfache, schonende Zubereitung.

- Braten oder backen für einen intensiveren Geschmack.

- Kann roh in Salaten verwendet werden, um eine knackige Textur zu bieten.

Trockenfrüchte (in Maßen und ohne Zuckerzusatz)

Glykämischer Index (GI): Variiert je nach Frucht, meist mittel bis hoch

Kohlenhydratgehalt: 60-75 g pro 100 g

Ballaststoffgehalt: 7-15 g pro 100 g

Protein: 1-5 g pro 100 g

Fettgehalt: 0-3 g pro 100 g

Portionsgröße: Eine kleine Handvoll oder etwa 30 g

Glykämische Last (GL): Variiert je nach Frucht, meist mittelhoch

Besondere Vorteile:

- Trockenfrüchte sind reich an Ballaststoffen, was die Verdauung unterstützt.

- Sie enthalten eine Vielzahl von Vitaminen und Mineralstoffen, darunter Kalium, Magnesium und Eisen.

- Ohne Zuckerzusatz können Trockenfrüchte eine nährstoffreiche Snackoption darstellen.

- Enthalten Antioxidantien, die zur Verringerung des oxidativen Stresses beitragen können.

Empfohlene Zubereitungsarten:

- Als Snack in maßen verzehren.

- In kleine Mengen zu Müslis, Salaten oder Joghurt hinzufügen.

- Zur Verfeinerung von Backwaren, jedoch darauf achten, dass die Gesamtzuckermenge im Rezept im Rahmen bleibt.

Umeboshi-Pflaume

Glykämischer Index (GI): Unbekannt/nicht relevant

Kohlenhydratgehalt: 9 g pro 100 g

Ballaststoffgehalt: 2 g pro 100 g

Protein: 1 g pro 100 g

Fettgehalt: 0,2 g pro 100 g

Portionsgröße: 1 Stück (ca. 10 g)

Glykämische Last (GL): Sehr niedrig

Besondere Vorteile: Umeboshi-Pflaumen sind reich an Antioxidantien und haben entzündungshemmende Eigenschaften. Sie enthalten viele Mineralien wie Kalzium, Eisen und Phosphor. Sie sind bekannt für ihre probiotischen Eigenschaften, die die Verdauung fördern können. Außerdem können sie den Säure-Basen-Haushalt regulieren und besitzen potenziell antibakterielle und antivirale Wirkungen.

Empfohlene Zubereitungsarten: Direkt konsumieren, zu Reis hinzufügen, in Salaten verwenden oder als würzige Beilage in verschiedenen Gerichten. Umeboshi-Pasten oder -Saucen können als Gewürz verwendet werden.

Vanille

Glykämischer Index (GI): Unbekannt (gewöhnlich niedrig, da sie oft in kleinen Mengen verwendet wird)

Kohlenhydratgehalt: Gering, in reiner Form praktisch vernachlässigbar

Ballaststoffgehalt: Gering

Protein: Gering

Fettgehalt: Gering

Portionsgröße: Typischerweise 1 Teelöffel Vanilleextrakt (ca. 4 g) oder 1 Vanilleschote

Glykämische Last (GL): Sehr niedrig bei typischer Verwendung

Besondere Vorteile: Vanille enthält Antioxidantien und hat entzündungshemmende und beruhigende Eigenschaften. Sie kann dazu beitragen, den Blutzuckerspiegel zu regulieren und die Insulinempfindlichkeit zu verbessern. Vanille ist zudem reich an Vanillin, einer Verbindung, die gegen Magengeschwüre und Viren wirken kann und das Herz-Kreislauf-System unterstützt.

Empfohlene Zubereitungsarten: Vanille eignet sich hervorragend zum Aromatisieren von Desserts, Joghurt, Smoothies und Backwaren. Sie kann in Form von Vanilleschoten, Vanillepulver oder Vanilleextrakt verwendet werden. Da Vanille selbst fast keine Kalorien und Kohlenhydrate enthält, beeinflusst sie den Blutzucker nicht nennenswert, wenn sie in kleinen Mengen verwendet wird.

Violette Karotten

Glykämischer Index (GI): 16-20 (niedrig)

Kohlenhydratgehalt: 9 g pro 100 g

Ballaststoffgehalt: 3 g pro 100 g

Protein: 1 g pro 100 g

Fettgehalt: 0,2 g pro 100 g

Portionsgröße: 1 Tasse gehackt (ca. 130 g)

Glykämische Last (GL): Sehr niedrig

Besondere Vorteile: Violette Karotten sind nicht nur reich an Ballaststoffen, die dazu beitragen können, den Blutzuckerspiegel zu stabilisieren, sondern enthalten auch eine hohe Konzentration an Anthocyanen, starke Antioxidantien, die entzündungshemmende Eigenschaften besitzen. Diese Antioxidantien können helfen, das Risiko chronischer Erkrankungen zu reduzieren. Zusätzlich sind sie eine gute Quelle für Vitamin A, was wichtig für das Sehvermögen und das Immunsystem ist.

Empfohlene Zubereitungsarten:

- **Roh**: Ideal zum Knabbern oder als knackige Ergänzung zu Salaten.

- **Gedämpft**: Hilft, die Nährstoffe zu erhalten und macht die Karotten zart.

- **Gebraten**: Erhält den Geschmack und die Nährstoffe.

- **Gekocht**: Kann in Gemüsesuppen oder als Beilage verwendet werden.

Durch ihre vielseitige Verwendbarkeit können violette Karotten leicht in verschiedene Gerichte integriert werden, wodurch sie eine schmackhafte und gesunde Option für Menschen mit Typ-2-Diabetes darstellen.

Vollkornbrot

Glykämischer Index (GI): 50 (mittel)

Kohlenhydratgehalt: 43 g pro 100 g

Ballaststoffgehalt: 7 g pro 100 g

Protein: 9 g pro 100 g

Fettgehalt: 3 g pro 100 g

Portionsgröße: 1 Scheibe (ca. 30-40 g)

Glykämische Last (GL): Mittel bis niedrig (abhängig von Portionsgröße)

Besondere Vorteile: Vollkornbrot ist reich an Ballaststoffen und komplexen Kohlenhydraten, welche die Verdauung verlangsamen und zu einer stabileren Blutzuckerantwort führen. Es enthält zudem zahlreiche wichtige Vitamine und Mineralstoffe wie B-Vitamine, Eisen, Magnesium und Zink. Die Fasern im Vollkornbrot fördern die Sättigung und können helfen, das Gewicht im Griff zu behalten, was für Diabetiker von Vorteil ist.

Empfohlene Zubereitungsarten: Kann getoastet oder unbehandelt verzehrt werden. Eignet sich hervorragend als

Grundlage für belegte Brote mit magerem Protein, Gemüse und gesunden Fetten. Kann auch in Stücke geschnitten und als Croutons für Salate oder Suppen verwendet werden.

Vollkornmehl

Glykämischer Index (GI): Etwa 50-60 (mittel)

Kohlenhydratgehalt: 61 g pro 100 g

Ballaststoffgehalt: 10-12 g pro 100 g

Protein: 12-15 g pro 100 g

Fettgehalt: 3-4 g pro 100 g

Portionsgröße: 1/4 Tasse (ca. 30 g)

Glykämische Last (GL): Mittel bis niedrig je nach Portionsgröße

Besondere Vorteile: Vollkornmehl ist reich an Ballaststoffen, Vitaminen (insbesondere B-Vitamine wie B1, B3 und B6) und Mineralstoffen (wie Eisen, Magnesium und Zink). Der hohe Ballaststoffgehalt trägt zu einem langsameren Anstieg des Blutzuckerspiegels bei und fördert die Darmgesundheit.

Empfohlene Zubereitungsarten: Vollkornmehl kann in einer Vielzahl von Rezepten als gesündere Alternative zu raffiniertem Weißmehl verwendet werden. Ideal für Brot, Pfannkuchen, Muffins, Gebäck und vieles mehr. Es sollte jedoch beachtet werden, dass Vollkornprodukte bei Diabetikern in moderaten Mengen konsumiert werden sollten, um die Kohlenhydratzufuhr im Gleichgewicht zu halten.

Vollkornnudeln

Glykämischer Index (GI): 45 (mittel)

Kohlenhydratgehalt: 25 g pro 100 g (gekocht)

Ballaststoffgehalt: 7 g pro 100 g (gekocht)

Protein: 5 g pro 100 g (gekocht)

Fettgehalt: 1,5 g pro 100 g (gekocht)

Portionsgröße: 1 Tasse gekocht (ca. 140 g)

Glykämische Last (GL): Mittel

Besondere Vorteile:

Vollkornnudeln sind eine ausgezeichnete Quelle für Ballaststoffe, die die Verdauung fördern und die Blutzuckerkontrolle unterstützen können. Sie enthalten zudem mehr Vitamine und Mineralstoffe (wie Eisen und Magnesium) im Vergleich zu raffinierten Nudeln. Dank ihres höheren Ballaststoffgehalts und niedrigeren Glykämischen Index helfen sie, den Blutzuckerspiegel stabiler zu halten und bieten eine langanhaltende Energiequelle.

Empfohlene Zubereitungsarten:

Vollkornnudeln lassen sich vielseitig zubereiten. Sie können als Grundlage für verschiedene gesunde Gerichte dienen, darunter:

- **Gekochte Vollkornnudeln:** In Salaten oder mit Gemüse- und Proteinzutaten in Pfannengerichten.

- **Überbackene Gerichte:** Mit Gemüse und fettarmem Käse für einen nahrhaften Auflauf.

- **Suppen:** Als sättigende und ballaststoffreiche Einlage in Gemüsesuppen.

Das moderate Garen der Nudeln "al dente" kann zudem helfen, den Glykämischen Index weiter zu senken, was besonders vorteilhaft für Diabetiker Typ 2 ist.

Wakame (Algen)

Glykämischer Index (GI): Unter 15 (sehr niedrig)

Kohlenhydratgehalt: 9,14 g pro 100 g

Ballaststoffgehalt: 0,5 g pro 100 g

Protein: 3 g pro 100 g

Fettgehalt: 0,5 g pro 100 g

Portionsgröße: 1 Tasse gekocht (ca. 80 g)

Glykämische Last (GL): Sehr niedrig

Besondere Vorteile: Wakame ist eine hervorragende Quelle für Mineralien wie Calcium, Magnesium und Eisen. Es enthält auch Jod, das wichtig für eine gesunde Schilddrüsenfunktion ist, sowie eine Reihe von Vitaminen einschließlich Vitamin A, C, E und K. Wakame ist ebenfalls reich an Antioxidantien und kann entzündungshemmende Eigenschaften haben.

Empfohlene Zubereitungsarten: Wakame kann in Suppen, wie der traditionellen japanischen Miso-Suppe, verwendet werden. Es lässt sich auch gut in Salate integrieren oder als Beilage zu verschiedenen Gerichten servieren. Einweichen der getrockneten Wakame in Wasser vor der Verwendung ist üblich; dies macht die Algen weicher und leichter zu verarbeiten.

Walnussöl

Glykämischer Index (GI): Nicht anwendbar (keine Kohlenhydrate)

Kohlenhydratgehalt: 0 g pro 100 g

Ballaststoffgehalt: 0 g pro 100 g

Protein: 0 g pro 100 g

Fettgehalt: 100 g pro 100 g

Portionsgröße: 1 Esslöffel (ca. 13,6 g)

Glykämische Last (GL): Nicht anwendbar

Besondere Vorteile:

- Walnussöl ist reich an Omega-3-Fettsäuren, welche entzündungshemmende Eigenschaften haben und gut für Herz-Kreislauf-Erkrankungen sind.

- Es enthält Antioxidantien wie Vitamin E, das die Zellen vor freien Radikalen schützt.

- Walnussöl kann zur Senkung des LDL-Cholesterins beitragen.

- Es hat entzündungshemmende Eigenschaften, die bei der Kontrolle von Entzündungen, die mit Typ-2-Diabetes in Verbindung stehen, hilfreich sein können.

- Es ist eine gute Quelle für Polyphenole, die antioxidative und entzündungshemmende Wirkungen zeigen.

Empfohlene Zubereitungsarten:

- Walnussöl eignet sich hervorragend als Dressing für Salate.

- Es kann in Smoothies oder kalten Vorspeisen verwendet werden.

- Walnussöl kann ebenfalls zum Verfeinern von Gerichten nach dem Kochen verwendet werden, jedoch sollte es aufgrund seiner niedrigen Rauchpunktes (ca. 160 °C) nicht zum Braten benutzt werden.

Walnüsse

Glykämischer Index (GI): 15 (niedrig)

Kohlenhydratgehalt: 14 g pro 100 g

Ballaststoffgehalt: 7 g pro 100 g

Protein: 15 g pro 100 g

Fettgehalt: 65 g pro 100 g

Portionsgröße: 30 g (ca. eine Handvoll)

Glykämische Last (GL): Sehr niedrig

Besondere Vorteile: Reich an Omega-3-Fettsäuren, Ballaststoffen, Proteinen und Antioxidantien. Sie können helfen, den Blutzuckerspiegel zu stabilisieren und Herzerkrankungen vorzubeugen.

Empfohlene Zubereitungsarten: Roh als Snack, gehackt in Salaten, Joghurt oder Müsli, gemahlen in Backwaren, oder als Zutat in herzhaften Gerichten wie Pesto.

Wasser (still oder sprudelnd)

Glykämischer Index (GI): 0 (nicht anwendbar)

Kohlenhydratgehalt: 0 g pro 100 ml

Ballaststoffgehalt: 0 g pro 100 ml

Protein: 0 g pro 100 ml

Fettgehalt: 0 g pro 100 ml

Portionsgröße: 1 Glas (ca. 250 ml)

Glykämische Last (GL): 0 (nicht anwendbar)

Besondere Vorteile: Wasser, ob still oder sprudelnd, ist kalorienfrei und enthält keinerlei Kohlenhydrate, Proteine oder Fette. Es spielt eine entscheidende Rolle bei der Hydratation des Körpers, unterstützt die Nierenfunktion und hilft, den Blutzuckerspiegel zu regulieren und zu stabilisieren. Eine ausreichende Wasserzufuhr ist besonders wichtig für Diabetiker, da eine Dehydrierung den Blutzuckerspiegel negativ beeinflussen kann.

Empfohlene Zubereitungsarten: Wasser kann pur oder mit einem Spritzer Zitronensaft, Gurkenscheiben oder ein paar Minzblättern genossen werden, um den Geschmack zu variieren, ohne zusätzliche Kalorien oder Zucker hinzuzufügen.

Wasser ist eine essentielle Komponente jeder Diät und speziell bei Diabetikern Typ 2 hervorragendes Mittel, um den Blutzuckerspiegel stabil zu halten und die allgemeine Gesundheit zu unterstützen.

Wassermelone

Glykämischer Index (GI): 72 (hoch)

Kohlenhydratgehalt: 8 g pro 100 g

Ballaststoffgehalt: 0,4 g pro 100 g

Protein: 0,6 g pro 100 g

Fettgehalt: 0,2 g pro 100 g

Portionsgröße: 1 Tasse gewürfelt (ca. 152 g)

Glykämische Last (GL): Mittel (bei maßvollem Verzehr)

Besondere Vorteile: Wassermelonen sind eine ausgezeichnete Quelle für Vitamin C, Vitamin A und verschiedene Antioxidantien, einschließlich Lycopin, welches entzündungshemmende Eigenschaften aufweist. Trotz des hohen GI hat Wassermelone eine mittlere glykämische Last, wenn sie in moderaten Mengen verzehrt wird, was sie immer noch zu einer geeigneten Option für Diabetiker macht, insbesondere während der warmen

Sommermonate, wenn sie zusätzlich zur Flüssigkeitszufuhr beiträgt.

Empfohlene Zubereitungsarten:

- In Würfeln im Obstsalat

- Als frischer Snack in Scheiben

- In Form von ungesüßtem Wassermelonensaft (achte darauf, den Zucker- und Gesamtflüssigkeitskonsum zu überwachen)

Hinweis:

Aufgrund des hohen Glykämischen Index (GI) sollte Wassermelone in Maßen genossen werden, um blutzuckerspitzen zu vermeiden. Es kann hilfreich sein, sie zusammen mit protein- oder ballaststoffreichen Lebensmitteln zu essen, um den Blutzuckerspiegel stabil zu halten.

Weizenkeime

Glykämischer Index (GI): 15 (niedrig)

Kohlenhydratgehalt: 51 g pro 100 g

Ballaststoffgehalt: 13 g pro 100 g

Protein: 27 g pro 100 g

Fettgehalt: 10 g pro 100 g

Portionsgröße: 2 Esslöffel (ca. 14 g)

Glykämische Last (GL): Niedrig

Besondere Vorteile: Weizenkeime sind eine hervorragende Quelle für Ballaststoffe und pflanzliches Protein sowie reich an Vitaminen E und B6, Folsäure, Magnesium und Zink. Diese Nährstoffe können helfen, den Blutzuckerspiegel zu regulieren und die allgemeine Gesundheit zu fördern. Zusätzlich enthalten Weizenkeime nützliche Antioxidantien, die Zellschäden vorbeugen können.

Empfohlene Zubereitungsarten: Weizenkeime können roh in Smoothies, Joghurts oder Müsli eingerührt werden. Sie eignen sich auch zum Bestreuen von Salaten, zum Backen in Brot und Muffins oder als Zusatz zu warmer Getreidemischung.

Weizenkleie

Glykämischer Index (GI): 30 (niedrig)

Kohlenhydratgehalt: 16 g pro 100 g

Ballaststoffgehalt: 42,8 g pro 100 g

Protein: 15,6 g pro 100 g

Fettgehalt: 4,2 g pro 100 g

Portionsgröße: 1/4 Tasse (ca. 15 g)

Glykämische Last (GL): Sehr niedrig

Besondere Vorteile:

- Extrem hoher Ballaststoffgehalt, der die Verdauung unterstützt und den Blutzuckerspiegel stabilisiert.

- Reich an Vitaminen der B-Gruppe, insbesondere Vitamin B6 und Folsäure.

- Enthält wichtige Mineralstoffe wie Magnesium, Eisen und Zink.

Empfohlene Zubereitungsarten:

- Als Zusatz in Joghurt oder Smoothies für zusätzliche Ballaststoffe und Textur.

- Zum Backen von ballaststoffreichen Broten und Muffins.

- Als Topping für Haferflocken oder Müsli.

Wildreis

Glykämischer Index (GI): 45 (niedrig bis mittel)

Kohlenhydratgehalt: 21 g pro 100 g

Ballaststoffgehalt: 1,8 g pro 100 g

Protein: 4 g pro 100 g

Fettgehalt: 0,3 g pro 100 g

Portionsgröße: 1 Tasse gekocht (ca. 164 g)

Glykämische Last (GL): Niedrig

Besondere Vorteile: Wildreis ist eine gute Quelle für Magnesium, Zink, Vitamin B6 und Folat. Er enthält Antioxidantien und ist im Vergleich zu weißem Reis proteinreicher. Der hohe Gehalt an Ballaststoffen fördert die Verdauung und kann dabei helfen, den Blutzuckerspiegel zu regulieren.

Empfohlene Zubereitungsarten: Wildreis kann als Beilage zu vielen Hauptgerichten verwendet werden, in Eintöpfen und Suppen, oder als Basis für Salate. Er eignet sich auch hervorragend für Füllungen oder vegetarische Gerichte. Vor dem Kochen sollte Wildreis gründlich gespült und anschließend in kochendem Wasser etwa 45-60 Minuten gekocht werden, bis er weich ist, aber noch eine leicht bissfeste Konsistenz hat.

Xylitol

Glykämischer Index (GI): 7 (sehr niedrig)

Kohlenhydratgehalt: 4 g pro Teelöffel (etwa 4 g)

Ballaststoffgehalt: Nicht vorhanden

Protein: 0 g pro Teelöffel

Fettgehalt: 0 g pro Teelöffel

Portionsgröße: 1 Teelöffel (etwa 4 g)

Glykämische Last (GL): Sehr niedrig

Besondere Vorteile:

- Hat einen sehr geringen Einfluss auf den Blutzuckerspiegel, wodurch es besonders für Menschen mit Typ-2-Diabetes geeignet ist.

- Trägt zur Mundgesundheit bei, indem es das Risiko von Karies und Plaquebildung reduzieren kann.

- Bietet etwa 40% weniger Kalorien als herkömmlicher Zucker, was zur Kalorienreduktion in der Diät beitragen kann.

Empfohlene Zubereitungsarten:

- Kann als direkter Zuckerersatz in Backwaren, Desserts, Getränken und verschiedenen Rezepten verwendet werden.

- Ideal für kalorienärmere Diäten und für die Herstellung von zuckerfreien Süßigkeiten.

Hinweis: Xylitol sollte in Maßen konsumiert werden, da übermäßiger Konsum bei manchen Menschen zu Magen-Darm-Beschwerden führen kann. Auch sollte es fern von Haustieren wie Hunden aufbewahrt werden, da es für sie toxisch sein kann.

Yamswurzel

Glykämischer Index (GI): 54 (mittel)

Kohlenhydratgehalt: 27 g pro 100 g

Ballaststoffgehalt: 4,1 g pro 100 g

Protein: 1,5 g pro 100 g

Fettgehalt: 0,1 g pro 100 g

Portionsgröße: 1 Tasse gekocht (ca. 136 g)

Glykämische Last (GL): Mittel

Besondere Vorteile: Die Yamswurzel ist reich an Ballaststoffen, die die Verdauung unterstützen und zur Stabilisierung des Blutzuckerspiegels beitragen können. Sie enthält auch verschiedene Vitamine und Mineralstoffe, wie Vitamin C, Vitamin B6, Kalium und Mangan. Diese Nährstoffe unterstützen das Immunsystem, die Energieproduktion und die allgemeine Gesundheit.

Empfohlene Zubereitungsarten: Kochen, Backen oder Dünsten. Die Yamswurzel kann auch püriert oder zu verschiedenen Gerichten wie Eintöpfen und Aufläufen hinzugefügt werden. Achten Sie darauf, keine zuckerreichen Soßen oder Zusatzstoffe zu verwenden, um die Vorteile für Diabetiker zu maximieren.

Yoghurt (griechisch, ungesüßt)

Glykämischer Index (GI): 11 (niedrig)

Kohlenhydratgehalt: 3,6 g pro 100 g

Ballaststoffgehalt: 0 g pro 100 g

Protein: 10 g pro 100 g

Fettgehalt: 5 g pro 100 g

Portionsgröße: 1 Becher (ca. 150 g)

Glykämische Last (GL): Sehr niedrig

Besondere Vorteile: Reich an Proteinen, enthält Probiotika, die die Darmgesundheit fördern können, sowie Kalzium und Vitamin B12.

Empfohlene Zubereitungsarten: Kann pur genossen werden oder als Basis für Smoothies, Dips, Salatdressings oder als Topping für frisches Obst und Nüsse verwendet werden.

Zartbitterschokolade (mind. 70 % Kakao)

Glykämischer Index (GI): 25 (niedrig)

Kohlenhydratgehalt: 46 g pro 100 g

Ballaststoffgehalt: 11 g pro 100 g

Protein: 8 g pro 100 g

Fettgehalt: 43 g pro 100 g

Portionsgröße: 30 g (etwa 3-4 Stücke)

Glykämische Last (GL): Mittel bis niedrig (abhängig von der Portionsgröße)

Besondere Vorteile:

- Reich an Antioxidantien, insbesondere Flavonoide, die das Risiko von Herzerkrankungen senken können.

- Enthält Magnesium, das für den Blutzuckerstoffwechsel und die Herzgesundheit wichtig ist.

- Kann helfen, den Insulinspiegel zu stabilisieren und Heißhungerattacken zu reduzieren.

Empfohlene Zubereitungsarten:

- Pur als kleiner Snack.

- In kleinen Mengen als Zutat in Desserts, um die Gesamtzuckermenge zu reduzieren.

- Gerieben oder geschmolzen über Früchte oder Nüsse.

Zartbitterschokolade mit einem Kakaoanteil von mindestens 70 % kann ein gesunder Genuss sein, wenn sie in Maßen konsumiert wird. Sie bietet eine leckere Möglichkeit, die Ernährung zu bereichern und gleichzeitig von ihren gesundheitlichen Vorteilen zu profitieren.

Ziegenkäse (fettarm)

Glykämischer Index (GI): 0 (keine Auswirkung auf den Blutzuckerspiegel)

Kohlenhydratgehalt: 1 g pro 100 g

Ballaststoffgehalt: 0 g pro 100 g

Protein: 20 g pro 100 g

Fettgehalt: 15 g pro 100 g

Portionsgröße: 30 g (etwa 1 dünne Scheibe)

Glykämische Last (GL): Sehr niedrig

Besondere Vorteile:

- Hoher Proteingehalt, der sättigend wirkt und den Muskelaufbau unterstützt.

- Enthält weniger Laktose als Kuhmilchprodukte, was für Menschen mit Laktoseintoleranz vorteilhaft sein kann.

- Reich an Kalzium, das wichtig für gesunde Knochen und Zähne ist.

- Enthält mittelkettige Fettsäuren (MCFAs), die leichter verdaulich sind und schneller in Energie umgewandelt werden können.

- Enthält probiotische Kulturen, die die Darmgesundheit fördern können.

Empfohlene Zubereitungsarten:

- Als Salat-Topping.

- Auf Vollkornbrot oder in Sandwiches.

- In herzhaften Gerichten wie Quiches oder Frittatas.

- Als Aufstrich auf Gemüsesticks.

Der fettarme Ziegenkäse ist eine ausgezeichnete Wahl für Menschen mit Typ-2-Diabetes, da er den Blutzuckerspiegel nicht beeinträchtigt, sättigend ist und verschiedene gesundheitliche Vorteile bietet.

Zimt

Glykämischer Index (GI): 5 (sehr niedrig)

Kohlenhydratgehalt: 81 g pro 100 g

Ballaststoffgehalt: 53 g pro 100 g

Protein: 4 g pro 100 g

Fettgehalt: 1,2 g pro 100 g

Portionsgröße: 1 Teelöffel gemahlen (ca. 2,6 g)

Glykämische Last (GL): Sehr niedrig

Besondere Vorteile: Zimt hat wenige Kalorien, ist reich an Ballaststoffen und enthält zahlreiche Antioxidantien. Studien deuten darauf hin, dass Zimt die Insulinsensitivität verbessern und die Blutzuckerwerte bei Typ-2-Diabetikern stabilisieren kann. Darüber hinaus wird ihm eine entzündungshemmende Wirkung zugeschrieben.

Empfohlene Zubereitungsarten: Zimt kann als Gewürz in verschiedenen Gerichten verwendet werden, darunter Haferflocken, Smoothies, Tees, Currys und Backwaren. Auch das Hinzufügen zu frischem Obst oder Joghurt ist eine beliebte Verwendungsmethode.

Zitrone

Glykämischer Index (GI): Unbekannt (in der Regel als sehr niedrig eingestuft)

Kohlenhydratgehalt: 9 g pro 100 g

Ballaststoffgehalt: 2,8 g pro 100 g

Protein: 1,1 g pro 100 g

Fettgehalt: 0,3 g pro 100 g

Portionsgröße: 1 mittelgroße Zitrone (ca. 58 g)

Glykämische Last (GL): Sehr niedrig

Besondere Vorteile: Zitronen sind reich an Vitamin C, welches das Immunsystem stärken kann. Sie enthalten auch Flavonoide, die antioxidative und entzündungshemmende Eigenschaften haben. Durch ihren hohen Ballaststoffgehalt können sie die Verdauung fördern und helfen, den Blutzuckerspiegel zu regulieren.

Empfohlene Zubereitungsarten: Zitronensaft kann in Wasser, Tees oder Smoothies verwendet werden, um den Geschmack zu verbessern und zusätzliche Nährstoffe zu liefern. Zitronenschale kann in Gerichten als aromatische Zutat verwendet werden. Darüber hinaus können Zitronen als Marinade für Fisch oder Fleisch dienen oder in Salatdressings und Saucen verwendet werden.

Zitronen sind insgesamt eine vielseitige und gesunde Ergänzung zu einer ausgewogenen Ernährung, besonders für Menschen mit Typ-2-Diabetes, da sie nur geringe Mengen an Kohlenhydraten haben und den Blutzuckerspiegel nicht stark beeinflussen.

Zucchini

Glykämischer Index (GI): 15 (niedrig)

Kohlenhydratgehalt: 3,1 g pro 100 g

Ballaststoffgehalt: 1 g pro 100 g

Protein: 1,2 g pro 100 g

Fettgehalt: 0,2 g pro 100 g

Portionsgröße: 1 Tasse gekocht (ca. 180 g)

Glykämische Last (GL): Sehr niedrig

Besondere Vorteile: Zucchini ist kalorienarm, reich an Vitaminen, insbesondere Vitamin C und Vitamin A, sowie an Mineralstoffen wie Kalium und Mangan. Sie enthält außerdem Antioxidantien und ist leicht verdaulich.

Empfohlene Zubereitungsarten: Dünsten, Grillen, Braten oder roh in Salaten spiralisiert als kohlenhydratarmer Ersatz für Nudeln.

Zucchini ist ein hervorragendes Lebensmittel für Diabetiker Typ 2, da sie einen niedrigen glykämischen Index und eine sehr niedrige glykämische Last aufweist. Die geringen Kohlenhydrat- und Kalorienwerte helfen dabei, stabile Blutzuckerwerte zu erhalten und das Gewicht zu kontrollieren, was für die Blutzuckerkontrolle entscheidend ist. Die enthaltenen Ballaststoffe tragen zur Sättigung bei und fördern eine gesunde Verdauung. Die Vielseitigkeit der Zubereitungsmöglichkeiten macht Zucchini zu einem idealen Bestandteil einer gesunden Ernährung.

Zuckererbsen

Glykämischer Index (GI): 22 (niedrig)

Kohlenhydratgehalt: 14 g pro 100 g

Ballaststoffgehalt: 5 g pro 100 g

Protein: 3 g pro 100 g

Fettgehalt: 0,4 g pro 100 g

Portionsgröße: 1 Tasse roh (ca. 160 g)

Glykämische Last (G): Niedrig

Besondere Vorteile: Reich an Ballaststoffen und Proteinen, enthält Vitamine A, C und K, sowie wichtige Mineralstoffe wie Eisen und Kalzium. Neben einem niedrigen GI und GL tragen die Ballaststoffe in Zuckererbsen zur Stabilisierung des Blutzuckerspiegels bei.

Empfohlene Zubereitungsarten: Roh als Snack oder im Salat, gedünstet oder gekocht als Beilage oder in Suppen und Eintöpfen.

Zwetschgen

Glykämischer Index (GI): 39 (niedrig)

Kohlenhydratgehalt: 11 g pro 100 g

Ballaststoffgehalt: 1,4 g pro 100 g

Protein: 0,8 g pro 100 g

Fettgehalt: 0,3 g pro 100 g

Portionsgröße: 1 Tasse (ca. 165 g)

Glykämische Last (GL): Niedrig

Besondere Vorteile: Zwetschgen sind eine gute Quelle für Ballaststoffe, die die Verdauung fördern und die Blutzuckerspiegel stabilisieren können. Sie enthalten auch Antioxidantien wie Vitamin C und K, sowie nützliche Pflanzenstoffe, die entzündungshemmende Eigenschaften haben. Zudem sind Zwetschgen reich an Kalium, welches zur Blutdruckregulierung beiträgt, und bieten natürliche Zuckerstoffe, die langsamer ins Blut gelangen, wodurch sie für Diabetiker geeignet sind.

Empfohlene Zubereitungsarten: Frisch als Snack, hinzugefügt zu Salaten oder Joghurt, als Kompott oder leicht gedünstet. Sie eignen sich auch hervorragend zum Backen diabetikerfreundlicher Kuchen oder Muffins.

Zwiebeln

Glykämischer Index (GI): 10 (niedrig)

Kohlenhydratgehalt: 9 g pro 100 g

Ballaststoffgehalt: 1,7 g pro 100 g

Protein: 1,1 g pro 100 g

Fettgehalt: 0,1 g pro 100 g

Portionsgröße: 1 mittelgroße Zwiebel (ca. 110 g)

Glykämische Last (GL): Sehr niedrig

Besondere Vorteile: Zwiebeln sind reich an Antioxidantien, insbesondere Quercetin, das entzündungshemmende Eigenschaften hat. Sie enthalten Verbindungen wie Schwefel, die zur Senkung des Blutzuckerspiegels beitragen können. Darüber hinaus sind Zwiebeln eine gute Quelle für Vitamin C und B-Vitamine, insbesondere Folsäure.

Empfohlene Zubereitungsarten: Zwiebeln können roh in Salaten oder Sandwiches genossen werden, sautiert, gebraten, gekocht oder als Bestandteil von Suppen, Eintöpfen und Saucen verwendet werden. Sie verleihen

Gerichten Geschmack und Tiefe ohne viele zusätzliche
Kalorien oder Kohlenhydrate.

231